幸福，是一种理想的人生状态，也是生活追寻的方向。幸福，是多元的、个性化的，是个体生命历程独特性的体现。幸福，是对自我，也是对他人最真诚朴实的祝福与寄托。幸福，是当下的我、脚下的路、远方的山。

“幸福特教丛书”，是中山市特殊教育学校师生、家长及社会相关人员在“幸福特校”建设过程中精神的具象体现，是对当下幸福生活与教育的提炼，也展现了他们对未来幸福人生的不懈追求。我们将本套丛书作为“幸福特教”的载体与支架，希望能引导和支持特殊教育相关群体幸福地走在人生路上，尽展精彩人生！

MPR 出版物链码使用说明

本书中带有链码图标“═══”的地方，可通过“泛媒关联”App 的扫码功能或“泛媒阅读”App 的“扫一扫”功能，获得对应的多媒体内容。

您可以通过扫描下方的二维码下载“泛媒关联”App、“泛媒阅读”App。

“泛媒关联”App 链码扫描操作步骤：

1. 打开“泛媒关联”App；
2. 将扫码框对准书中的链码扫描，即可播放多媒体内容。

“泛媒阅读”App 链码扫描操作步骤：

1. 打开“泛媒阅读”App；
2. 打开“扫一扫”功能；
3. 扫描书中的链码，即可播放多媒体内容。

★扫码看视频，更精彩

星乐笛韵，一路繁花

——陶笛应用于孤独症儿童音乐治疗的探索与实践

姜瑞玥　伍俏霞　石　坚◎著

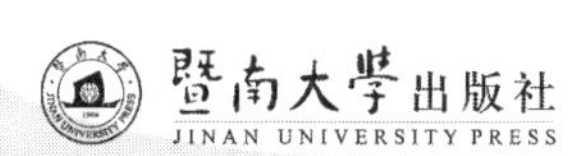

中国·广州

图书在版编目（CIP）数据

星乐笛韵，一路繁花 ： 陶笛应用于孤独症儿童音乐治疗的探索与实践 / 姜瑞玥，伍俏霞，石坚著. -- 广州 ： 暨南大学出版社，2024. 11. -- ISBN 978-7-5668-4004-2

Ⅰ. R749. 940. 5

中国国家版本馆 CIP 数据核字第 2024MJ4388 号

星乐笛韵，一路繁花——陶笛应用于孤独症儿童音乐治疗的探索与实践

XINGYUE DIYUN，YILU FANHUA——TAODI YINGYONG YU GUDUZHENG ERTONG YINYUE ZHILIAO DE TANSUO YU SHIJIAN

著　者：姜瑞玥　伍俏霞　石　坚

出 版 人：阳　翼
责任编辑：陈绪泉　吴瑜玲
责任校对：刘舜怡　王雪琳
责任印制：周一丹　郑玉婷

出版发行：暨南大学出版社（511434）
电　　话：总编室（8620）31105261
　　　　　营销部（8620）37331682　37331689
传　　真：（8620）31105289（办公室）　37331684（营销部）
网　　址：http：//www. jnupress. com
排　　版：广州良弓广告有限公司
印　　刷：佛山市浩文彩色印刷有限公司
开　　本：787mm × 1092mm　1/16
印　　张：12. 25
字　　数：204 千
版　　次：2024 年 11 月第 1 版
印　　次：2024 年 11 月第 1 次
定　　价：49. 80 元

（暨大版图书如有印装质量问题，请与出版社总编室联系调换）

序　一

《星乐笛韵，一路繁花——陶笛应用于孤独症儿童音乐治疗的探索与实践》一书作为“幸福特教丛书”之一，关注的是孤独症儿童的教育康复和兴趣发展。孤独症儿童的教育，有人称之为“特殊教育之王”。孤独症儿童广泛存在社会交往障碍、兴趣局限、行为刻板等发展特点，给特殊教育工作带来持续性的挑战。当前培智学校中孤独症学生教育难度最大，招收中重度、极重度孤独症儿童的学校，往往也饱受孩子情绪行为问题的“困扰”。近年来，中山市特殊教育学校孤独症学生比例从约占培智部学生的1/3到将近1/2，至2023年秋季学期，学校已有孤独症学生340余人，给学校教育教学工作带来了严峻的挑战。当然，我们坚定地认为，障碍的产生原因并非单方面存在于孩子本身，环境与活动中的诸多要素也是造成障碍的原因。

如何让包括孤独症在内的特殊教育学生更幸福？我想，还是要回归教育的本质。教育的本质是培养人，是促进人的全面发展，我们的根本任务是立德树人。就像中山市特殊教育学校的校训“尊重生命尊严　创造生命价值”一样，我们教育的最终目的不是停留在消灭、解决问题，而是要创造价值，促进人的发展。教师们在教育实践中也切身体会到：培养积极行为，注重扬长教育，要比只盯着问题进行行为干预更有效果与教育意义。

教育支持课程，即是推动学生幸福发展的载体之一。2009年以来，基于办学条件的改善和对特殊教育的认识发展，在“尊重生命尊严　创造生命价值”的校训引领下，中山市特殊教育学校个别化教育工作开始重视教育支持课程的建设与实施，通过教育支持课程进一步满足学生在缺陷补偿、潜能发展和兴趣培养方面的需要。学校提出以“发现”和“发展”作为学生个别化、个性化发展的关键词，鼓励教师发现学生个性需要，通过教师队伍专业化、优化资源配置等提供相应的教育支持课程，进而促进学生的发展。

应用于孤独症学生的陶笛音乐治疗教育支持课程进入中山市特殊教育学校，得益于学校教育支持课程体系的持续建设，有赖于以伍俏霞等教师为代表的项目团队的不断探索、积极开拓，中山市特殊教育学校在学生的全面发展与个性发展方面做了很多有益的实践与研究。

陶笛，兼具笛子、洞箫、埙这三种民间吹奏乐器的特点，它柔和的音色能够舒缓人的情绪、陶冶人的情操；它泛音较少、入门相对简单，适合孤独症儿童学习。2014 年，在伍俏霞老师的前期探索实践推动下，学校正式成立了专门的陶笛工作室，以伍俏霞老师为工作室主持人，组建专门研究团队，开始较为系统地研究探索“应用陶笛开展孤独症儿童音乐康复”的方法、模式，并进行配套课程资源建设。在研究—实践—改进的过程中，越来越多的特校教师、孤独症学生及其家长、普校师生、其他音乐爱好者等不断融入研究团队，激发出更加多元、更趋融合的陶笛课程教学活动方式。学生走出校园、走向社会的机会越来越多，平台越来越大，近年来有 30 余名孤独症学生考取了中国民族管弦乐学会二到十级的证书，参加国内各级别比赛并取得佳绩。更重要的是，我们通过陶笛搭建了一座崭新的促进孤独症儿童融入主流社会的桥梁，教师也在带领学生参加各种公益活动、比赛活动时发现，伴随着陶笛表演水平的提升，学生社会交往、生活适应、认知发展等多方面能力显著进步，情绪行为不断改善。

2022 年 7 月，在为期 9 年的实践研究基础上，学校陶笛教育支持课程项目团队申报的广东省第二批特殊教育精品课程项目“孤独症儿童陶笛音乐康复融合课程”获批立项。从省级精品课程建设的角度，学校陶笛教育支持课程建设迈上了新的台阶。项目团队教师在省市教研管理部门和专家管理指导下有序推进项目进程，完成了课程资源开发、应用、评价、调整及推广等工作，取得了良好的实践效果。本书就是项目研究的重要成果之一。

在此，感谢所有参与、指导本书编写的教师和专家，他们精益求精的工作态度和对特殊教育高质量发展的不懈追求，使本书能够顺利出版。我们也期望本书能为相关学校开展孤独症学生陶笛音乐康复教育提供参考，贡献力量。受水平所限，本书可能还存在一些不完善之处，我们诚挚接受各界的批评、建议与指导，促进我们不断完善，更好地为我们的孩子服务。

孤独症孩子是天上的星星，愿这温暖治愈的陶笛声，引得那星星放光明。愿孩子们幸福。

卢超文

2024 年 8 月

（作者为中山市特殊教育学校校长）

序　二

我认识伍俏霞老师是在2014年北京举办的第三届亚洲陶笛艺术节上。当时她的团队带来了陶笛音乐的养生节目，让大家耳目一新。因为那时大家都只是单纯用陶笛来吹奏乐曲而已，她的陶笛养生节目就显得很超前。也就是这新潮的节目给我留下了特别深刻的印象。后来通过钱锋老师的介绍，我才知道这原来与她从事的职业有关，属于陶笛音乐运用学的范畴。可以说，伍俏霞老师是陶笛音乐运用学最早的探索者之一。

伍俏霞老师长期在广东省中山市一所特殊学校工作。自从接触到陶笛后，她灵光闪现，开辟了陶笛音乐运用领域的先河——陶笛治疗孤独症的实验。她将本校的梁子键同学作为这个实验的主角，围绕着陶笛乐器演奏和教学这个主题，从各个方面因材施教培养梁子键同学。经过几年的艰苦实践，伍俏霞老师及其研究团队成员姜瑞玥老师、石坚老师逐渐发现并总结了一套陶笛治疗孤独症的内在规律和针对性方法，富有成效！

虽然目前世界上还没有完全治愈孤独症的先例，但伍俏霞、姜瑞玥、石坚三位老师的多年实践充分证明，只要能够敏锐地捕捉并利用好孤独症儿童的病理反应有效治疗期的机会窗口，实施大胆的引导方案，孤独症儿童的病情就会得到很大的改善。三位老师除了敢于实践，还善于实践，她们一边探索一边总结，并将多年的实践经验整理成文字，编撰成书。本书就是她们最值得推介的学术成果。书中详细地说明了陶笛治疗孤独症的种种理念和方法，为从事孤独症治疗的同行提供了全新的思维与行动的方向。梁子键现在的情况已经相当稳定，基本可以自我管理，逐步融入社会。这跟三位老师精心安排的课程有很大关系。从发现陶笛、形成治疗模型、拟定计划、实施细则等都做了详细的规划。同时还根据梁子键的实际情况安排其参加艺术交流，参加培训、比赛等社会实践活动，不断地培育他的参与感、荣誉感和成就感，使得他的自信心和与外界的亲和度不断增强，形成良性循环。这些经验都是本书耀眼的闪光点，虽然文字有限，但从中我们可以窥斑见豹，拨云见日。这是一本陶笛治疗孤独症实例化的书籍，值得推荐，值得学习。为三位老师长期的坚持和不懈的努力点赞！为她们辛勤付出的真情和爱心点赞！

衷心祝愿三位老师陶笛治疗孤独症的事业“百尺竿头，更进一步”。

2024 年 8 月

（作者为中华文化学院教授，亚洲陶笛音乐协会副会长，中国民族管弦乐学会陶笛艺术委员会常务副会长）

序　三

音符跳动，乐章流淌。音乐，这千年的灵魂之语，以其独特的旋律和节奏，抚慰着人们的内心。它有时像一道光，穿越心之深渊，启发生命之音，净化心灵之雾。“音由心生，乐者药也。”近年来，音乐治疗在孤独症儿童的治疗与干预中绽放异彩。它借助音乐的翅膀，引领孤独症儿童飞越孤独的鸿沟，让他们在不同的旋律中感受到世界的温暖与拥抱。

当前研究中，多数孤独症音乐治疗强调各种乐器的综合运用，但高昂的乐器费用以及颇高的教学门槛，实际上很难保障孤独症儿童归家后音乐治疗的持续性，且当前少有针对孤独症儿童特定乐器的系统性的音乐治疗研究，孤独症儿童音乐治疗的具体实践也难有参考。

有什么既经济实惠又有一定治疗效果的平民乐器呢？陶笛以它朴实的外表和温暖的音色走进了伍俏霞老师和她的学生们的世界。日本音乐家宗次郎说：“陶笛是对空气的耕种。”陶笛作为中国特色的乐器，自然孕育着一种源于泥土本身的力量，从其酝酿而出的音乐自然清丽，极富疗愈效果。国内虽已有专家认识到陶笛的心理治疗作用，并将之用于临床的相关研究，但如何将其应用于孤独症学生的康复治疗实践，目前仍处于空白阶段。伍俏霞老师则用陶笛打开了孤独症学生特定乐器的系统性的音乐治疗之窗，帮助诸多孩子找到了可持续、可坚持的对症之器。正如美国音乐治疗师莫琳·德拉帕所言，每种需要都有对症的音乐——只要你能找到。

轻启此书，如穿越迷雾，豁然开朗。三位老师用多年丰富的实践经验揭开了孤独症儿童陶笛音乐治疗的新篇章。她们以系统的方式呈现了治疗的实施过程，巧妙地将音乐治疗的理论与实践相结合，精心设计了孤独症儿童陶笛音乐治疗融合课程。同时，她们还提供了生动的教学案例，为孤独症儿童的音乐治疗实践提供了宝贵的指导。

本书不仅是一本实用的指南，更是一份深沉而理性的爱的教育宣言。

书中每一个细微之处，皆如甘泉般滋润着每一位特殊教育工作者的心灵。它承载着助力孤独症儿童融入社会的美好愿景，捧读之际让人感受到无尽的温暖与希望。尤为难得的是，书中收录了众多孤独症儿童家长的真实心声与学习体悟。这些感人至深的叙述，犹如璀璨的群星，驱散黑暗。书中的成功案例让我们看到了每一个孤独症儿童独特的生命力，每一个孤独症儿童家长背后坚持的力量……

捧读此书，如老友在伴，轻诉衷肠。它的质朴和温暖让我明白，每一个生命都值得被珍视，每一个孩子都有可能绽放出属于自己的光芒。而我们作为特殊教育的实践者，此刻更应坚定跟随其步伐，努力前行，去尝试，去探索，去坚持，去找寻，去点亮每一个特殊孩子心中的火种，激发其生命的无限可能。

2024 年 8 月

（作者为长沙市特殊教育学校党委副书记、校长）

序　四

孤独症是一种广泛性发育障碍，属于自闭症谱系障碍（Autism Spectrum Disorder，ASD）类型，其三个主要特征为言语发育障碍、社会交往障碍与行为限制性重复模式。2019年4月发布的《中国自闭症教育康复行业发展状况报告Ⅲ》显示，中国孤独症人口已经超过1 000万，0～14岁儿童患者的数量超过200万，并以每年近20万的速度增长。孤独症一旦确诊，家庭在孩子康复治疗上将面临财务支出、日常护理、心理适应训练等现实问题，这直接影响到一家三代人的生活质量。因此，孤独症儿童康复教育显然已成为社会普遍关注的重要问题。

目前，国际上在孤独症儿童康复训练中采用了应用行为分析法（ABA）、结构化教育（TEACCH）、人际关系发展干预（RDI）、地板时光（Floor Time）、游戏文化介入（PCI）、社交情绪调控交互支持（SCERTS）、关键行为训练技术（PRT）、社交故事（Social Story）、图片词汇交换系统（PECS）以及早期丹佛干预模式（ESDM）等康复训练方法。这些常规干预手段意图通过语言干预来改变患儿的认知，以期影响其情绪、行为，不仅需要一个漫长的社会心理适应阶段，还需要经历一个艰难的行为训练过程，方能达到一定的康复效果。

同常规孤独症儿童康复教育方式不同，音乐治疗借助音乐互动行为，能够快速地吸引孤独症儿童的注意力，引发患儿与音乐、治疗师之间产生情感共鸣，便于治疗师运用音乐体验来改善患儿的语言、认知与行为障碍。作为一种以音乐表达为沟通主渠道，以语言干预为辅助沟通手段的治疗形式，音乐治疗从视觉、听觉、触觉等方面，给孤独症儿童带来全新的康复训练感受。

《星乐笛韵，一路繁花——陶笛应用于孤独症儿童音乐治疗的探索与实践》一书，作为广东省第二批特殊教育精品课程——“孤独症儿童陶笛音乐康复融合课程”建设项目的阶段性研究成果，从陶笛音乐康复融合视角切入，为孤独症儿童提供了一个崭新的康复教育路径，为促进孤独症儿童融入社会的适应能力训练，带来新颖的设计理念与有效的实践方法。

伍俏霞老师在本书第一章，通过介绍自己与孤独症儿童因陶笛结缘的经历，让读者直观感受到了陶笛音乐训练在孤独症儿童康复教育中的独特魅力。第二章介绍了孤独症儿童音乐治疗的发展，为读者了解孤独症儿童音乐治疗现状与最新研究进展提供了详尽的文献资料。第三章介绍了陶笛演奏的基础理论与应用知识，为人们运用陶笛开展康复教育活动提供了实践基础。第四章和第五章围绕孤独症儿童陶笛音乐治疗的课程设计、实施、评估等，对陶笛音乐治疗进行了介绍，并结合案例分析展示了陶笛音乐治疗实践的全过程。第六章、第七章和第八章，以案例讲解形式向读者全面展示孤独症儿童陶笛音乐康复融合课程建设情况。第九章借助以笛传情、以笛为媒、以笛促研的陶笛音乐治疗思想，向大众揭示了陶笛音乐治疗在帮扶孤独症儿童中所体现出的强大社会功能。

综上，本书三位作者及所在中山市特殊教育学校，尝试运用陶笛作为孤独症儿童音乐治疗的一种干预手段，取得了一系列的教研成果，让孤独症儿童家庭和患儿受益匪浅。这一尝试不仅值得进一步深入研究，还值得面向社会广泛推广。相信此书出版将为国内特殊教育领域应用陶笛音乐治疗服务于孤独症儿童康复教育，提供有益的参考与借鉴，提升孤独症儿童的生活适应能力，提高孤独症儿童的生活质量，造福更多的孤独症儿童家庭。

2024 年 8 月

（作者为武汉科技大学艺术治疗与心理健康研究中心主任、教授、硕士生导师，中国音乐家协会音乐治疗学会常务副秘书长，中国人口文化促进会表达性艺术分会执行会长，世界中医药学会联合会音乐疗法专委会副会长，国际表达性艺术治疗协会中国分会执行会长）

目　录

第一章　拨开云雾，看见微光

一、不经意的开始

他叫梁子键，22 岁，是一名孤独症青年。他爱坐公交车，爱骑电动车，为了还上公寓的房贷，他每天打两份工。他还有一个响亮的名号——“陶笛王子”。他曾在全国陶笛之星决赛中获得金奖，在广东省少儿春晚才艺大赛获特金奖，在南方之星少儿迎春晚才艺大赛中获金奖，无数大小比赛和公益演出都能见到他的身影。现在的他考取了陶笛专业十级资格证书，成为中山市残疾人艺术团的陶笛专职教师，并且成立了自己的工作室，是广东省中山市第一个顺利当上教师的孤独症人士。

勤快、不偷懒是他所在工作单位中山市湖滨人家花园餐厅的老板娘对他的评价，“没有多少人知道他患有孤独症，我们不会刻意对客人讲，就像对待普通人一样。但是，一定不要忘记多夸他”。脱下身上的工作服，从随身的书包里掏出陶笛，回到中山市特殊教育学校，梁子键的身份是一名陶笛教师。这里是他人生意义上的起点。

陶笛音乐道路上，伍俏霞老师是他的引路人。刚开始，伍俏霞对子键并没有什么特别的印象，但在第一节音乐课后，她发现了子键的不同。虽然子键面无表情，眼神空洞，但他的身体会随着音乐摇摆，手指哒哒哒，敲出一串节奏。伍俏霞拿出自己还不太熟练的陶笛，让子键试试，没想到，一个下午，子键就学会了入门曲《小星星》。而伍俏霞初学时，把音阶吹准，就用了整整一天。子键对陶笛也表现出了高度的专注，虽然从他的脸上看不出他对陶笛的喜恶，但他的手却一直跟着伍俏霞老师一开一合地练习。他虽然眼神偶尔会从陶笛上飘走，或者开始自言自语，但只要伍俏霞老师鼓励他一下，他就又进入状态。

从那以后，子键就成了伍俏霞老师的入室弟子。每到课间和午休时间，伍俏霞老师都要把子键拉到自己的办公室，教他陶笛指法。晚上子键回到宿舍，伍俏霞老师还要嘱咐生活老师，盯着他再多练一会儿。经过两年的训练，子键进步神速，先后学会《龙的传人》《送给妈妈的歌》《苗岭的早晨》等曲子。2016 年 7 月，看着子键把陶笛吹得越来越好，伍俏霞老师决定，让他报名参加北京全国陶笛之星大赛。刚开始伍老师只把这次比赛当作子键历练的一个机会。让伍老师没有想到的是，子键竟从 450 名选手中脱颖而出，一路杀到决赛。最后凭借一首《小步舞曲》，子键拿下了少年 B 组的金奖。伍俏霞老师回忆说："比赛结束后，一位评委找子键交谈，这时子键在舞台上的神采渐渐收敛，眼神左右飘忽，还一直点头。该评委这才知道子键是个孤独症少年，他大感意外，连连对子键竖起了大拇指。"①

从此，伍俏霞老师开车载着子键去参加大大小小的比赛，子键的陶笛演奏技巧也越来越高超。伍老师的朋友圈里晒的也都是梁子键比赛的视频和图片，不熟悉的人还以为梁子键是她的儿子。更为重要的是，子键的社交沟通和语言表达能力越来越强，他变得更加自信和健谈。临近毕业之时，伍俏霞老师开始考虑他毕业之后的去路。她算了一笔账，子键去工厂打工，一个月或许有两三千元，但与生俱来的陶笛音乐天赋就被埋没了。如果能成立工作室让子键参与教陶笛，按课时收费，一个月大约能赚 2 000 元，还能参加一些演出赚取劳务费，基本能满足生活所需。同时通过子键的带动，让更多孤独症孩子学习陶笛，改善症状。于是，毕业前一年，她开始让子键来辅助自己上课，教学曲目《渔舟唱晚》，她让子健不仅要自己吹，还要教别人怎么吹，示范如何抬手指，怎么吹音，这个音要抬哪个手指等。现在的子键完全可以独立教学，甚至可以胜任其他学校的陶笛教师培训讲解。②

音乐之外，子键也是一名运动健将。他曾在中山市运动会上获得男子 100 米和 200 米赛跑的银牌，又在中山市首届特殊马拉松比赛的 5 公里项目中夺得第一。打篮球，踢足球，玩旱地冰壶，子键都在行。他还代表广东省参加了第十一届全国残疾人运动会暨第八届特殊奥林匹克运动会的篮

---

① 21 岁自闭症男孩供房贷：打两份工，5 年要还 10 万！［EB/OL］. https：//mp. weixin. qq. com/s/ihkYvGW4xlLjXeC8RZSr8A.

② 吹陶笛的自闭症少年［EB/OL］. https：//ishare. ifeng. com/c/s/7rVV1PnfmX0.

球项目，获得“最高道德风向奖”。

因为经常外出参加比赛，子键去过中山以外的很多城市。2022 年 3 月，他因为拍摄电影《好像也没那么热血沸腾》在山东青岛住了几天。这部由魏翔、王智主演的励志电影翻拍自西班牙电影《篮球冠军》，讲述了篮球教练魏国铮与一群热爱篮球的智力障碍人士彼此治愈的故事。电影中有不少演员是“心青年”——孤独症和唐氏综合征的患者。“梁子键是我们的特约演员。邀请他出演，是因为他也是一名特奥篮球运动员，他的篮球水平很高。”电影剧组成员凌子文对记者介绍道。子键参与拍摄了电影中的特奥篮球总决赛，大部分时间，他需要坐在替补席上观看队友比赛，有时也要上场打球。“拍摄过程其实很辛苦，我们让他完成什么动作，站在哪个位置，他都很配合。哪怕发烧，也不肯休息，坚持完成拍摄，是个很有责任感的孩子。”①

陶笛为子键插上了一双翅膀，让他可以凭陶笛实现飞跃，自食其力，让他做到了真正去融入社会，最重要的是，梁子键的进步和成长像一缕微光，照进其他孤独症患者家长的内心世界。他们不禁发问：我的孤独症孩子可不可以学习陶笛？学习陶笛之后，他的语言沟通、社会交往能不能得到提高？不良的情绪行为会不会得到改善？孤独症孩子的陶笛康复之路如何坚持？子键的成功是一缕微光，还不能形容成耀眼的光亮。一方面是因为，当时只有他这一例成功个案，而且不得不承认，子键身上确实有音乐天赋，他在陶笛乐曲旋律的敏锐度和把握度上表现很好，并且没有较严重的不良情绪行为。另一方面，伍老师在训练他的过程中，并没有关于陶笛应用于孤独症儿童音乐康复或音乐治疗的相关研究和经验可以借鉴与参考。总的来说，子键学习陶笛的过程可以说是摸着石头过河。运用陶笛对孤独症儿童进行音乐康复和治疗在国内实属首创。

二、敢为人先

近年来，孤独症学生群体日益庞大，孤独症被视为广泛性发展障碍中的核心障碍，这种缺陷影响着患者作为社会人的全部方面：包括社交障

---

① 中山+，乐动力丨自闭症“陶笛王子”的一天，“好像也没那么热血沸腾”……［EB/OL］. https：//zsrbapp. zsnews. cn/home/content/newsContent/cp_2_14_1. html/622984.

碍、语言障碍和发怒、攻击、自伤等其他障碍。重复的刻板行为和沟通障碍使他们在课堂教学中参与度不高，更不用说有效达成教学目标。我们能不能将一例成功个案发展成更多的案例，让陶笛音乐治疗成效惠及更多的孤独症学生？这些有待我们去实践和探索。正如罗素所说：伟大的事业是根源于坚韧不断地工作，以全副精神去从事，不避艰苦。特殊教育本身是给予特殊学生温情守候与陪伴的事业，在现代教育中它更属于润物细无声的教育，收获的成效需要依靠很长一段时间的坚持和磨炼才能得到些许验证。好在随着国家特殊教育政策法规的相继出台，特殊教育愈发被国家重视。让特殊教育更温暖、更有人性的光辉，需要我们把特别的关爱给那些特别的人。从事一线特殊教育的我们因为特殊教育进入了高速发展时期而欣慰，同时，在这场改革和发展中，我们教师发现偌大的特殊教育空间隐藏着无数的问题，蕴藏着无限的契机，这都需要我们去研究和实践。

本着对孤独症学生陶笛音乐治疗创新理念的坚守，2014 年我们在学校成立陶笛工作室，一直致力于将陶笛带进传统唱游与律动课堂。以陶笛为载体，我们的初衷是用清新自然的音乐之美影响孤独症学生的精神世界，引导其感受、体验、表现陶笛音乐中的丰富元素和情感内涵。经过一段时间的实践，我们惊喜地发现：越来越多的孤独症学生在聆听陶笛音乐后，减少了不合适的、刻板化的、自我刺激的行为，这促进了他们良好情绪和行为的发展。他们试着吹奏陶笛，手指的自然盖孔也可以提高孤独症儿童的小肌肉群组发展与手脑协调性，改善孤独症孩子常见的言语、声调、节奏、节律等问题。陶笛工作室的主持人伍俏霞老师回忆说，当时她的脑海中一直萦绕“音乐治疗和音乐康复”这几个字，怎样尝试以科学的方式方法为支撑，应用陶笛对更多孤独症学生进行音乐治疗呢？俗话说，临渊羡鱼，不如退而结网，作为第一个结网的人，时间也给予我们肯定的答案。

没想到一个简单易得的传统乐器——陶笛，能达到对孤独症学生音乐治疗的目的，同时也为自己的特殊教育事业开创了新的繁花之路，让自己看到了无限美好的风景。

月黑见渔灯，孤光一点萤。
微微风簇浪，散作满河星。

清代诗人查慎行《舟夜书所见》描绘的是水中渔火化作满天星星的片刻光景，正如对孤独症学生进行陶笛音乐治疗的萤光可以折射出更多的光亮一样，只要用心坚持，就会发现不一样的美景。看似不经意的开始，却蕴藏着特殊教育教师身上的特教信仰和特别守候。我们会在孤独症儿童的陶笛音乐治疗实践上一直坚定前行。

第二章　揭开孤独症儿童音乐治疗的面纱

一、国外孤独症儿童音乐治疗的发展

本书主要涉及两个概念——音乐康复和音乐治疗。由于多年来我们一直深入挖掘陶笛音乐对孤独症学生的教育与治疗价值，也在联系音乐治疗和艺术治疗进行深入思考。在特殊教育中，我们更偏向于应用陶笛音乐对孤独症学生进行教育康复，由于音乐治疗的受众群体和实施范围的差异，音乐治疗作为新兴学科，目前为止并没有统一的概念。我们援引美国音乐治疗学家 K. Bruscia 在他的《音乐治疗定义》一书中所做的定义："音乐治疗是一个系统的干预过程，在这个过程中，治疗师利用音乐体验的各种形式，以及在这个过程中发展起来的、作为治疗的动力的治疗关系来帮助被帮助者达到健康的目的。"近年来，使用音乐治疗来干预孤独症的研究越来越多，已有研究表明：音乐在孤独症儿童理解和描述事物过程中扮演着一种非语言性的或者是"前语言"的角色，是人们可以利用音乐帮助孤独症儿童发展的一种手段。虽然不同学派有不同的音乐治疗方法，但国际学界普遍把现有的音乐治疗方法按三大类来区分，即聆听法、再创法和即兴法。当前特殊儿童教育机构和学校中常用的音乐治疗干预方法，主要有临床奥尔夫音乐治疗法、柯达伊理念临床应用法、达尔克罗兹节奏教学临床应用法。

1. 奥尔夫音乐治疗法

它是在奥尔夫音乐教育的基础上发展起来的，是集音乐、舞蹈、语言、节奏于一体的音乐行为教育方法，具有完整性、原创性、节奏性和沟通性。奥尔夫音乐治疗法一般有四种方法：声音感知、身体节奏、即兴创作和语言表达。聆听音乐能使孤独症儿童更好地进行情绪控制，减少问题行为的发生；奥尔夫的音乐节奏使孤独症儿童能够想象和表现自我，同时增加与人的互动体验，从而提高持续关注的时间。节奏训练对形成长期关注和共同关注以及发展社会交往能力具有重要意义。在这些方法中，我们都离不开“奥尔夫打击乐器”，这些乐器的使用都以节奏为基础，结合人体动作、唱歌、演奏等，激发孤独症学生对音乐的兴趣和感受。

2. 柯达伊理念临床应用法

柯达伊理念临床应用法最响亮的口号是：“让音乐属于每一个人。”并且，它将音乐的教化功用发挥出来，让人们能从单纯音乐学习中得到全面的发展。该方法认为，音乐无处不在，它与人们的生活乃至生命紧紧相连，人的喜怒哀乐都需要通过音乐表达出来，音乐是人心灵的体现，是人精神上的依靠，人的全面发展离不开音乐，人的个性、情感和智力的发展与音乐有着千丝万缕的联系。柯达伊理念临床应用法坚信音乐具有塑造性格甚至改造人格的力量，音乐对人的情感的影响是任何语言都难以代替的。将柯达伊理念应用到孤独症学生的音乐治疗中，探究孤独症学生内心的真实情感，使学生可以通过音乐去抒发和表达不良情绪，借此达到舒缓其紧张情绪的目的。

3. 达尔克罗兹节奏教学临床应用法

它是达尔克罗兹节奏教学法的一种演变，主要是通过音乐游戏来提高孤独症儿童的注意力、手脚统合能力以及团体互助和表达能力，在这一过程中训练孤独症学生耳（聆听）、头脑（分析）和身体四肢（根据其音乐体验来传达其要素）的衔接能力。达尔克罗兹节奏教学临床应用法在平时的音乐课程教学中注重肌肉感觉、视觉和直觉的总体统合训练。孤独症学生在掌握了动作和节奏之后，能够更清晰而有力地表达自己的内心想法。

这三种方法隶属于教育取向的音乐治疗体系，注重在通过音乐技能的训练、学习以及在获得音乐知识、技能的基础上，提升孤独症儿童在语言、行为、社交等方面的适应能力。但其并没有形成系统的孤独症儿童音乐治疗理论体系。强化音乐治疗与康复医学、精神医学、心理学、教育学、社会学等跨学科交叉研究是未来音乐治疗应用于孤独症儿童康复干预的发展方向。

二、国内孤独症儿童音乐治疗的发展

国内对于孤独症儿童音乐治疗的研究虽然起步较晚，但也在不断探索其音乐治疗的模式。

通过知网搜索关键词“音乐治疗”“孤独症”，检索时间限定为近十年，共获得相关文献525篇，其中期刊论文224篇，学位论文143篇，会议文章79篇，报纸文章2篇，其他文章77篇，其研究主要集中在以音乐作为切入点训练孤独症儿童的注意力、社会交往能力和语言表达能力等方面。如陆悦美、陈灵君等人（2016）通过实验证明，将音乐与相关小游戏结合，可以有效改善孤独症儿童注意力不集中等问题。刘振寰（2015）认为音乐可以提高孤独症儿童的身体协调能力。呼潇（2014）采用音乐治疗干预孤独症儿童的语言能力，研究音乐治疗对孤独症儿童语言发展的效果，结果显示：经过三个月的音乐治疗干预，可以有效提升孤独症儿童的语言能力。齐巍（2011）的研究表明良好的音乐治疗能够提高孤独症患儿的语言表达能力，可以利用音乐的旋律、节奏、速度、音高、力度和歌词来发展患儿表达语言、接受语言和接受指导的能力。李伟亚在其硕士学位论文《自闭症儿童即兴音乐治疗的理论模型探索与个案研究》中通过分析孤独症儿童和音乐治疗的关系，引出了两个即兴音乐治疗模型：自由即兴演奏疗法、创造性音乐疗法。他选取了三名孤独症儿童作为实验被试，根据他们的行为、情绪变化和自主意识等方面来判断实验是否具有有效性和恰当性。在中国知网数据库中，通过对“自闭症谱系障碍”“康复干预”等关键词进行组合，检索1988—2022年之间包含相关关键词的文献，将文献来源进行限定后可获得66篇相关文献，其中期刊论文26篇，学位论文32篇，会议文章2篇，报纸文章1篇，其他文章5篇。这些文献主要集中研究改善孤独症儿童的刻板行为、自伤行为、情绪调节和沟通交流问题，提及的康复手段也主要集中在体感游戏、沙盘游戏、绘画干预和同伴介入法等，此外也有以音乐活动形式间接干预的研究。这些研究证明音乐对孤独症儿童各方面都有促进作用，但实际案例却并不丰富，以音乐治疗干预的设计学科更是缺乏。关于将陶笛应用于孤独症儿童的音乐治疗的文献更是少之又少，仅有赵志轩2016年撰写的关于我校梁子键获全国陶笛大赛金奖的文章《自闭症少年陶笛国赛夺金的启示》刊登在《湖南教育》第28期，伍俏霞等撰写的文章《以陶笛为载体的自闭症儿童音乐治疗教育实践研究》发表在《学校教育研究》2019年第4期，伍俏霞撰写的关于自闭症学生陶笛音乐治疗的文章《陶笛给予他们一双展飞的翅膀》发表在《中学课程辅导》2020年第31期。所以，探索陶笛应用于孤独症儿童的音乐治疗，可以为我国特殊音乐教育理论体系的发展提供一些研究资料和研究结果。

无论国外还是国内的研究，总体上看，音乐治疗都被认为是治疗孤独症儿童有效的方法之一。音乐治疗是利用音乐的元素以达到治疗的目标，包括重建、维持以及促进孤独症儿童生理、心理的健康。音乐治疗师针对个人的特殊情况，制订音乐治疗计划，利用各种音乐活动，例如唱歌、乐器弹奏、音乐活动、即兴演奏、音乐游戏等，配合其他多种方法来帮助孤独症人士。对孤独症儿童的音乐治疗研究主要集中在以下的领域：①消除刻板行为；②增加注意力时间；③发展自我概念；④改善精细运动或者粗大运动；⑤发展身体意识；⑥发展社会技巧；⑦发展语言和非语言沟通；⑧减少焦虑和发脾气以及多动；⑨促进学习基本的学科和学前知识；⑩训练感知觉和感觉运动统合。

三、陶笛与音乐治疗

我们知道，在特殊儿童教育领域，音乐治疗是非常适用且有效的方法。尤其是孤独症儿童，他们通常比较喜欢音乐，对音乐有敏锐的感知能力，能够在音乐中表达自己的情绪。但是，在众多乐器中选择没有太过复杂的演奏技巧（锻炼学生的手部精细动作和气息训练等）和适当音量（使学生心情愉悦和放松）的乐器还是有不小的挑战。选择陶笛作为音乐治疗的媒介和载体，主要基于以下几点考虑：

其一，以陶笛自身“治愈性”特色为基础。陶笛的音乐属于“治愈系音乐”，温暖并且泛音较少的音色特点决定了它的治愈品质。在国外已经有音乐治疗专家开始研究陶笛的心理治疗作用并用于临床。欧洲的医生很早就将陶笛作为呼吸训练器用于哮喘病人的治疗。陶笛令人放松的音色，无压力的自然呼吸演奏，以及自然清新的音乐特点，铸成了这件源自泥土的“心灵乐器”。孤独症儿童在学习陶笛的过程中能得到身心的放松，减少不良的情绪行为。

其二，入门简单，能尽快增强孤独症儿童的信心。它是最容易吹响的管乐器之一，吹奏时对气息、口型等都没有特别严格的要求。没有音乐基础的孤独症儿童，也可以在教师的指导下学习简单的指法。陶笛背面的泛音孔用两个大拇指来按，同时两个大拇指也起着握住陶笛并使之平衡的作用，笛身正面的孔是用除拇指外的八个相对比较灵活的手指来按的，操作较为简单。手指的自然盖孔可以极大提高孤独症儿童的小肌肉群组发展与手脑协调性。同时，陶笛是一种自然呼吸型乐器，不会产生很大的气压，所以也更符合孤独症儿童的心肺成长需求。

其三，陶笛的多种演奏形式能让孤独症学生提高沟通能力。陶笛重奏和合奏的形式使音乐更有表现力和张力，可以让更多孤独症学生走上舞台，展示自我和表现自我，提升其自信。集体重奏和合奏的练习能够增强孤独症学生的团队合作意识，提高其语言表达能力和沟通能力，使他们真正走向融合。

其四，便于携带，经济实用。陶笛较为小巧玲珑，属于小型乐器。价格也较为亲民，不会对患儿家庭产生较大的经济负担，这增加了陶笛应用于孤独症儿童的音乐治疗推广的可能性。

其五，清洗方便，适应性强。陶笛虽然小巧精致，但它既不像由多种零件组成的乐器那么娇贵，也比一般的吹管乐器要干净、卫生一些。这主要是由它的材质所决定的。陶笛的材质通常为瓷土或陶土，烧制后就不会再走样、变形或开裂；这种烧制过的乐器具有较好的物理稳定性，能适应冷、热、干、湿等各种复杂的气候条件，在使用后可以直接用湿布擦拭干净。

其六，陶笛是我国民族乐器，在提升民族文化自信的今天意义深远。陶笛根植于我国几千年深厚的民族文化土壤之中，是“土与火”原始物质完美的结合，更是“古与今”的音乐对话，陶笛是华夏先民共创的成果。陶笛作为民族乐器有着极强的音乐表现力和渲染力，音色优美飘逸、低沉婉转，是让人身心放松的民族古典乐器。

第三章　陶笛的入门知识

陶笛的入门知识主要包括陶笛简介、陶笛的使用与保养常识、陶笛吹奏的基本知识和陶笛曲目的推荐共四个部分。

一、陶笛简介

（一）陶笛溯源

陶笛的鼻祖是中国的古埙和泥哨。中国出土的世界上最早的陶笛，距今4 000多年前。曾以为是埙的别种，后经专家组研究确认是古老的陶笛。陶笛（英语：Ocarina）在世界各地的叫法不一，又称为洋埙、瓦埙、土笛、奥卡利那笛、鼓浪笛等。国际上比较流行的陶笛多数是一种源自意大利、状似潜艇、有哨口、通常用陶土烧制的吹管乐器。

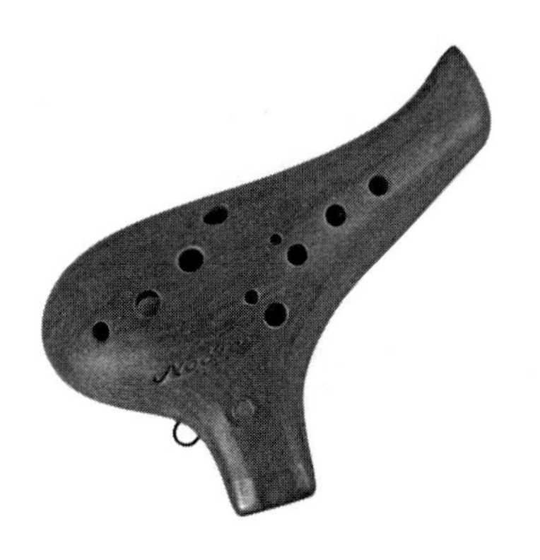

图3－1　12孔陶笛

（二）陶笛的种类

陶笛的种类是丰富多样的，按照不同的划分标准有不同的分类，主要有以下几种。

1. 按照发音管划分

可分为单管陶笛和复管陶笛。

单管陶笛有一个吹嘴和4～12个指孔，通常分为4孔、6孔、7孔、8孔、10孔和12孔陶笛等；这类陶笛音域在10～13度左右，只能演奏单旋律。8孔以下的陶笛造型多种多样，而10孔以上的陶笛则大多为潜艇造型。

复管陶笛是在单管陶笛的基础上增加了1～2个附管的大型陶笛，它以附管数量多少来命名，称为“双腔陶笛”或“三腔陶笛”。这种大型陶笛有2～3个吹气孔和18～32个指孔。常见的复管陶笛有18孔、24孔和32孔三种规格。这种陶笛的音域可以达到两个八度以上，还能奏出和声效果，主要供专业演奏者使用。总之，无论是初学者还是专业学习者，都很容易找到相应规格的陶笛及其配套作品。

2. 按照调性划分

可分为C调、G调和F调三类。一组陶笛按音域分为高音（Soprano）C调、G调、F调，中音（Alto）C调、G调、F调，低音（Bass）C调、G调、F调。陶笛体积越小，声音越高；体积越大，声音越低沉。

3. 按照材质划分

可分为陶笛（陶土烧制的）、瓷笛（瓷泥烧制的）、树脂笛（树脂合成的）、塑料陶笛、金属陶笛和木雕陶笛等多种类型。

4. 按照功用性划分

可分为两种，一是造型陶笛：6～9个指孔，音域在11度左右；二是专业陶笛：10个以上指孔，音域达14度以上，基本为潜艇造型。

二、陶笛的使用与保养常识

（一）建议初学者使用挂绳

由于初学者对陶笛的按孔不熟悉，容易在变化指法的时候失手掉落陶笛，所以陶笛原配的挂绳要小心绑牢在陶笛的绳孔上，让挂绳套在手腕或者脖子上，防止意外摔笛。

（二）清洁陶笛的办法

演奏陶笛前要保持口腔的卫生，最好养成吹笛前漱口的好习惯。无论是什么材质的陶笛，清洁陶笛表面最常用的是用湿棉布擦拭，蘸上清水或者医用消毒酒精均可。

（三）注意演奏陶笛时的气温

陶笛的整体音高受气温影响比较明显，冬天气温低时，陶笛的音准会偏低；夏天气温高时，陶笛的音准会偏高。一般来说，在冬天没有暖气的地方演奏陶笛，如果要合伴奏，演奏前最好把陶笛在怀里揣热一会儿再吹奏。刚开始吹奏冷陶笛时，也可适当加大演奏气息的力度来提高音高，陶笛吹热后恢复正常气息演奏。夏天天热时可适度轻吹，以获得正常的音准。

三、陶笛吹奏的基本知识

（一）演奏基本姿势

1. 站姿

双脚一左一右或一前一后自然分开，比肩略窄。两腿直立，各自承受身体重心的一半。上身直挺，但不僵硬，两眼平视正前方。

2. 坐姿

与站姿上身姿势一致，双腿一左一右或一前一后自然踏地，不可翘二郎腿，座位的高低要合适，以免影响气流畅通。

3. 持笛与按孔的方法

（1）持笛方法。

吹奏陶笛时需要双手持笛，双臂和手要保持松弛，手指自然弯曲，用第一节指肚中部轻轻盖严笛孔。开放音孔时，手指不要抬得过高，离指孔1～1.5厘米。手指尽量贴近笛孔，要用指腹来按孔，千万不可用指尖，以免影响灵活度。不要因紧张而使手指太过于僵硬；尤其对于孤独症学生来说，他们初学时经常手指不灵活且动作刻板。因此，我们可以在持陶笛前做一些手部放松活动，让他们的手指更加轻巧，要使每个手指灵活而有弹性，能持久、独立地活动和相互配合，就需要进行严格的训练。

（2）按孔方法。

正确的按孔方法可以用16个字来概括：指腹按孔、严密不漏、互不干扰、灵活自如。吹奏时通过开按指孔，才能发出高低不同的音来。吹到高

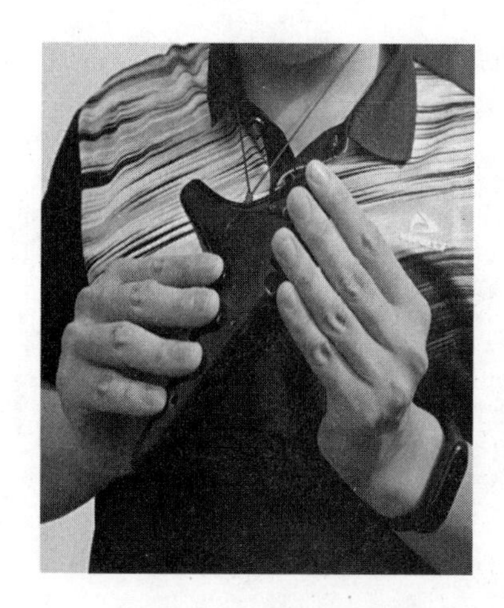

图 3－2 持笛时正面

音 Re 以上的音时，6 孔陶笛是用双手无名指把陶笛上方固定。例如常用的 12 孔陶笛就有两种挟笛法，指勾法：用右手小指及无名指钩住 12 孔陶笛尾巴；指挟法：用右手小指及无名指像夹子一样夹着陶笛尾巴。左手拇指孔放开，通常用直接放开法，但为了吹奏的灵活度，右手拇指孔常有下列几种方式来放开：①竖直法：在拇指孔的边缘压拇指指甲，拇指第一个关节翘起成 L 字形，拇指按得越轻，开闭之间的移动也越容易。②摇摆法：旋转拇指来放开孔。拇指比较翘的人，可以用翘起来的方式，这个动作非常快速且简单，向下翻让拇指离开，往上翻让拇指回去。③直接放开法：通常在做颤音（tr.）时，必须用此法，但此法在遇到高音域有快节奏变换时，灵活度较低。

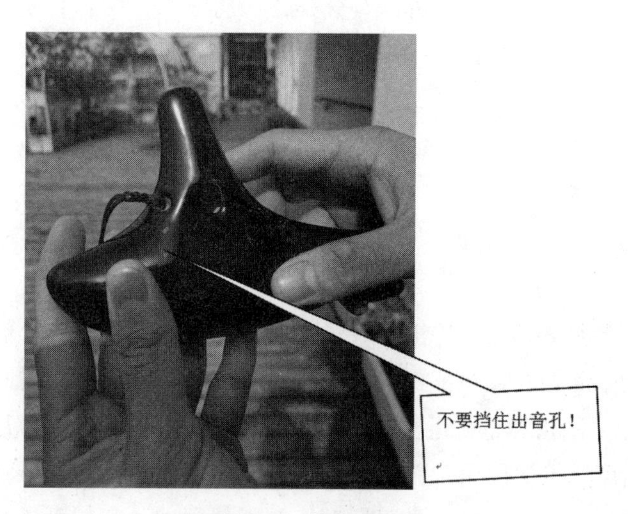

图 3－3 持笛时背面

（二）吹奏陶笛的口型

吹奏陶笛时虽然不必像吹奏洞箫或长笛那样需要有严格的口型才能吹响，但正确的口型是保证自如演奏的关键。反之，不正确的口型则可能引起吹奏时一系列的问题，如笛腔内水汽积压过多、音高偏差等。

正确的吹奏口型如下：先闭嘴，呈微笑状，双唇略向外拉；不看手，凭感觉固定好陶笛，按紧每一个指孔；然后将吹口轻轻放在下唇上，吹口的位置在上下唇之间，门牙紧合，不可以用门牙咬住吹口，也不宜含太深，含住半厘米左右即可。如图 3 –4 所示。

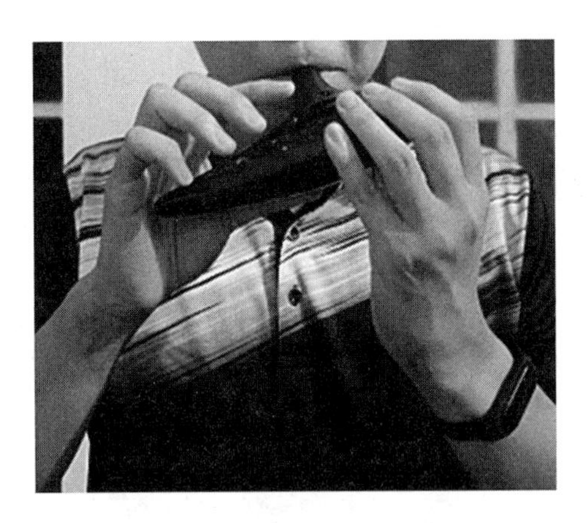

图 3 –4 吹奏陶笛的正确口型

（三）陶笛吹奏要领

1. 平吹

胸要挺直，眼睛平视；右手略抬高；吸气时不要耸肩或挺肚子；乐器与身体的角度控制在 90 度以内。如图 3 –5、图 3 –6 所示。

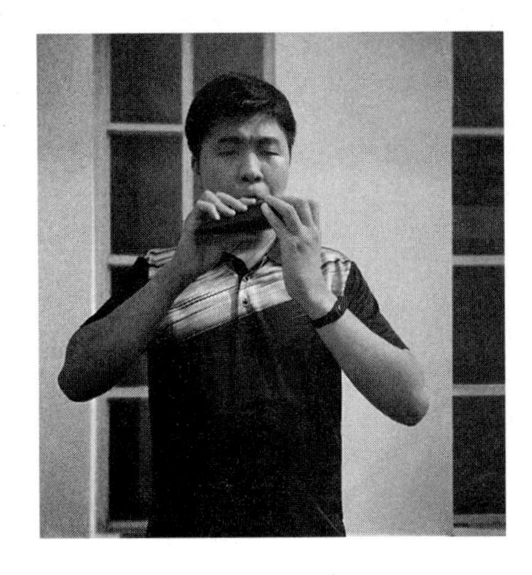

图 3 –5 平吹正面

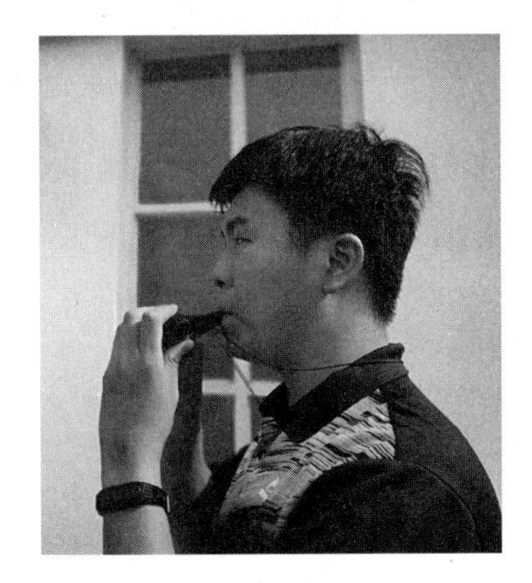

图 3 –6 平吹侧面

2. 俯吹

俯吹是用大陶笛吹奏高音时用的特殊技巧。在平吹的基础上，略将头低下，类似俯视地面，双手也随之往里收。这样，下巴和领口可挡住一部分从出音口吹出来的气流，以改善高音音质，使之更饱和、圆润，也能避免发出沙音。如图 3 –7 所示。

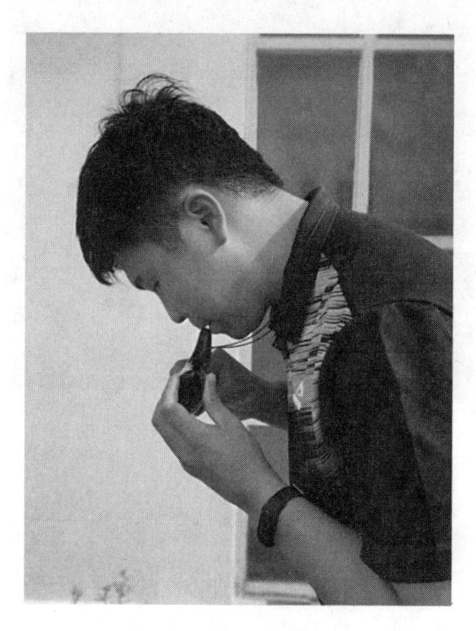

图3 –7　俯吹

（四）陶笛常用指法

陶笛的指法和其他吹管乐器差不多，音越高时，放开的指孔越多；音越低时，按住的指孔越多。遇到变化音时，统筹加按有时候用无名指来调节。4 孔、6 孔陶笛运用了交叉指法，按照“先下后上、从右到左，交叉放孔”的规律放孔，到了高音 Re（2）、Mi（3）以后的指法规律和 12 孔陶笛相同。以 12 孔陶笛筒音作 Do（1）的指法为例，越往左边的音越低，按孔越多，越往右边的音越高，放孔越多。（筒音即陶笛筒上除了附孔以外的所有指孔都按住时吹出的音的唱名）

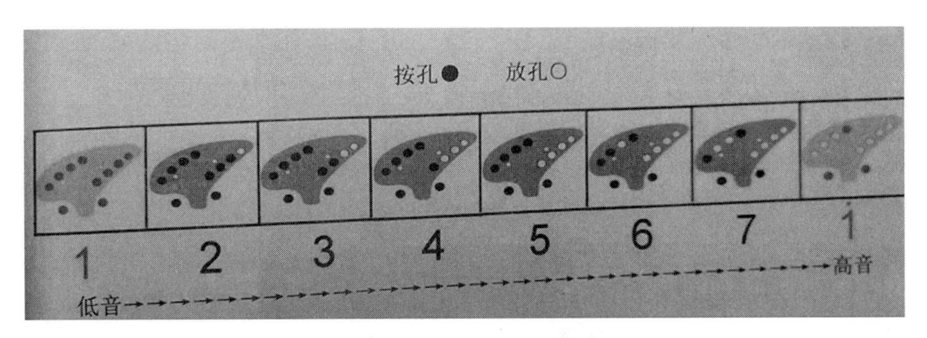

图 3－8 12 孔陶笛顺指法

1. 筒音作 Do（1）的指法

以 C 调的 12 孔陶笛为例，筒音作 Do（1）的指法是陶笛最常用的基础指法，以全按除附孔以外所有指孔时吹出的音为 Do（1），也称为 C 调指法。C 调指法基本为顺指法。即按照从右往左、先上后下的顺序放孔即可奏出自然大调音阶。左手的小指需要用来固定陶笛，而在吹最高音 Fa（4）时才放开。

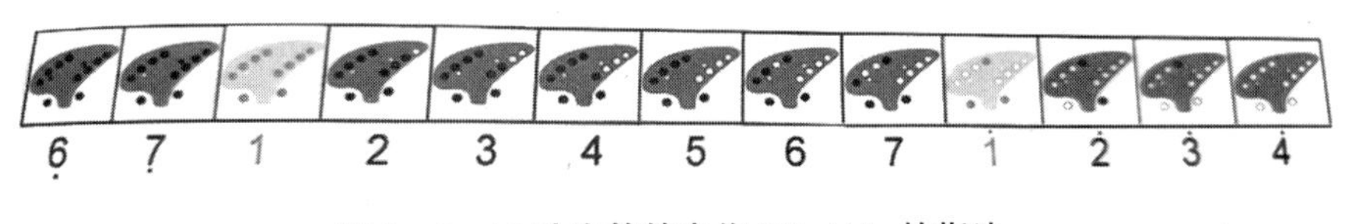

图 3－9 12 孔陶笛筒音作 DO（1）的指法

2. 筒音作 So（5）的指法

我们以最常见的 12 孔陶笛为例，筒音作 So（5）的指法中，除了 Fa（4）要加按右手无名指来调节外，其余的各个自然音级都是用顺指法。

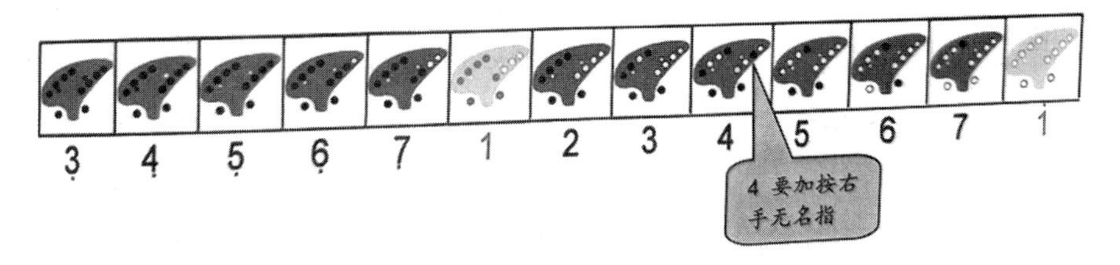

图 3－10 12 孔陶笛筒音作 So（5）的指法

建议初学者先学 Do（1）、Re（2）、Mi（3）三个音的指法，等这三个音指法熟悉了，再学习 So（5）、La（6）的指法，然后再学习 Fa（4）的指法（加右手无名指）。

3. 简音作 Fa（4）的指法

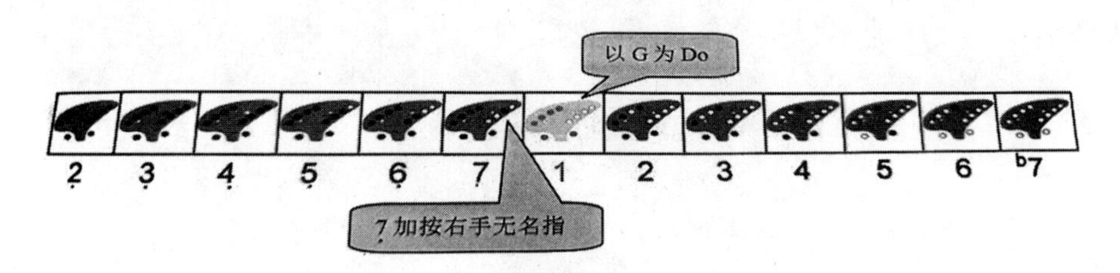

图 3－11　12 孔陶笛简音作 Fa（4）的指法

在演奏筒音作 Fa（4）的乐曲时，为了能迅速找到音和准确的指法，也可以尝试使用替代指法，即 Xi（7）既可以加按右手无名指，也可以加按右手的中指按的两个孔（主孔和副孔）。

（五）陶笛演奏呼吸方法

陶笛是非常容易吹响的乐器，只要往陶笛吹嘴里吹气，乐器就可以被吹响，对于初学者来说，还是要尽量规范、严格地练好呼吸方法。正确用气的技巧包括以下几个方面：学会用鼻子吸气，用口呼气；呼吸时尽量让身体各部位放松；吸气时感觉胸腔、腹腔向外和向下自然扩张；呼气时要平稳、均匀、集中，控制好气流。

1. 练习均匀吐气

双手叉腰，用鼻子慢慢吸气，感觉肚子逐渐鼓起来，想象肚子就像是一个充满气的气球，然后慢慢地、轻轻地吐气，吐气时可以发出 Wu 或 Si 的声音，一直到不能吐气为止。

2. 练习集中吐气

用手捏住一张 A4 纸的一角，尽量将手伸直并将纸放在嘴巴正前方。先深吸一口气，再轻轻集中地向前吹气。注意均匀地吹，纸张保持一定的斜度，每天练习几次，一次持续吹的时间越长越好。如图 3－12 所示。

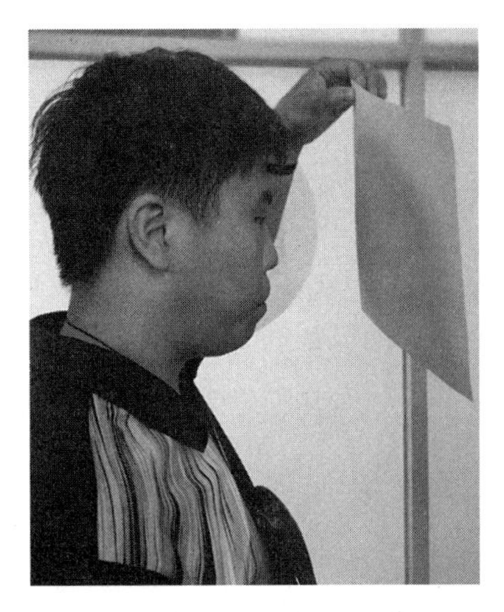

图 3－12　均匀吐气练习方法

3. 把握合理的换气位置

学会正确的换气方法是确保演奏流畅和音准、音色乃至演奏的歌唱性和音乐性的基本保障。换气的位置在乐句的结束点、休止符处皆可。如果乐句较长，也可以考虑根据乐句的动机位置来增加一两个换气点。

4. 把握适当的气息量

吹奏陶笛时，越高的音需要的气息量越大，反之则越小。把握合理的气息量的诀窍在于多练习长音、音阶和音程，特别是五度、六度、八度等大跳音程。

（六）运舌方法

1. 什么是运舌

舌头在陶笛吹奏中有着非常重要的作用：在运舌上舌头必须放松，舌头的作用就像一个阀门，当它在上额前轻轻顶住上额与齿的接合处时可以阻止气流的向外运动，往下放缩时则可以使气流通过。当这些运动进行时，实际上只有舌尖在运动。陶笛的音应该由舌头以一个无声的 T 来结束，以阻止声音在结束时变弱；也可以用音节 Du 来代表，我们称这个 T 的吹奏方式为“运舌”。

2. 陶笛念字法

念字练习法是学会用舌最简单有效的方法。在念字时，可以感觉到舌头就像一个活塞，每发一个 Du 音则来回伸缩一次，舌尖碰到上牙床。初学者要先学会单吐音，再练习双吐音、三吐音，然后再尝试碎吐和花舌。无论是哪种吐音，吹奏时都需要吹出具有颗粒性的音，就像是珠落玉盘的声音。通常在吹低音时，舌头可吐音 Do 或 To；吹中音时，可吐音 Du 或 Tu；吹高音时，可吐音 Di 或 Ti。练习吐音时不一定需要拿着笛子来练，任何时候都可以用念字、伸缩或摆动舌头等方法来练习。灵活、正确地运用舌头是把握音乐颗粒性的核心技巧，也是学习者必须花最多时间来练习的技巧。

（七）陶笛的演奏技巧

1. 吐音

吐音是演奏陶笛的一种重要技巧。常用为单吐、双吐、三吐，使用吐音技巧，可以让声音更饱满、更好听。初学者练习时要先放慢速度，熟练后可以适当加快，最后达到小快板的速度。

（1）单吐：通常在音的上方标上“T”标记，舌头吐一下吹出一个音，舌头要有寸劲，单吐音才能干净、均匀、颗粒饱满。各音区吐音发声方法如表 3－1 所示。

表 3－1　单吐的分类

音区	低音	中低音	中高音	高音
吐音口诀	Du	Du 或 De	De 或 Di	Da
对应汉字	嘟	嘟或嘚	嘚或嘀	嗒
运舌力度	弱	中弱	中强	强

（2）双吐：标注为 TKTK 或 DUGU。舌头吐出一个音，收回时又发出一个音，这种方法可以迅速奏出快速的单音，注意舌头不能打结。

（3）三吐：标注为 TKT 或 TUGUTU，通常用在三连音、前十六分音符、后十六分音符的节奏。练习曲可以选择《蜗牛与黄鹂鸟》。

2. 连音

连音就是用一口气连贯地吹出两个或多个音，在相邻的两个音之间不再用吐音，也不用换气。标注为 LEGTATO 或一条圆滑线来表示圆滑线下的音都连在一起。连奏更能体现音乐的歌唱性。

3. 长音

长音就是把一个音吹得很长。在确保气流平稳、音准到位的情况下，音越长越好，一口气能吹多久取决于气息运用得够不够好。初学者要特别注意使用平稳的气息，确保音高始终如一直线。练习长音虽然比较枯燥，但对保持气息稳定却非常行之有效，建议初学者多练。

4. 腹震音与虚指颤音

（1）腹震音：又称为腹颤音、气颤音。这是陶笛吹奏时最重要的技巧之一。如何掌握腹震音这一技巧呢？其实我们每个人都不自觉地用过，那就是开怀大笑的时候，发出“哈哈哈哈……”的声音时，我们运用气息的状态跟腹震音几乎是一样的，只不过大笑是无意识地控制，呼出的气流冲击力度大，腹震音是有意识地控制，气息强弱变化比较柔和。体会到大笑的状态，并有意识地在吹奏陶笛时运用，控制好气流向外冲击的力度和频率，就是腹震音。

（2）虚指颤音：又称为指震音、指扇音。演奏方法是在吹奏长音时，用没有按孔的食指、中指或无名指在靠近音孔的上方 2 ~ 3 厘米处轻轻扇动，但不能碰到指孔，从而使陶笛腔体内的气流有规律地波动，发出有规律的上下起伏的长音，效果与腹震音很相似。

无论是腹震音还是虚指颤音，都要求演奏者手指放松自如，严密地按住指孔和固定好乐器，不能在按孔时漏气，否则就会影响到音准。

5. 常见的装饰音

常见的陶笛装饰音有倚音、赠音、波音、打音、叠音、滑音。这些技巧对陶笛的演奏起到了添姿润色的作用。

（1）倚音：标记为 $^{5}6$ –。出现在被装饰的音之前，但不能占用被装饰的音的时值，音量要弱于被装饰的音，并且快速与之连贯演奏，一带而过，从而起到装饰作用。单个音叫单倚音，多个音叫复倚音。练习曲目可选择邓雨贤的《望春风》。

（2）赠音：标记为 1 – – ^{23}。又称为后倚音、送音，在被装饰的音之后，不能占用被装饰的音的时值，音量轻而快，通常会出现在节奏比较自由的段落。

（3）波音：标记为 。从本音开始向自然音级的上方二度音迅速波动一次即返回本音，相当于快速、连贯地吹奏ABA三个音，练习曲目可选择《彩云追月》和《阿爸的故乡》等。

逆波音：标记为 。它与波音的方向相反，是从本音开始向自然音级的下方二度迅速波动一次即返回本音。

（4）打音：标记为扌。打音是陶笛演奏中最常见的装饰音，类似下方二度的前倚音效果。同音反复时，不用吐音，而是用手指迅速打一次下方二度音的指孔，使第二个音形成一定的弹性和爆发力而发响，加入打音后能使音乐更具有弹性和动感。

（5）叠音：标记为又。叠音与打音相反，先将手指放到从本音上方二度音的指孔，再迅速按下本音的指孔，使第二个音形成一定弹性和爆发力而发响，类似上方二度的前倚音效果。

（6）滑音：它是在吹奏时因气流有规律、缓慢的变化而产生的，能使陶笛的声音更加华丽流畅并富有色彩。滑音一般分为上滑音和上滑音两种。上滑音：标记为 。通过手腕的配合和手指的关节转动，把原来按住的手指慢慢抬起来，就会产生向上滑的声音。下滑音：标记为 。与上滑音相反，把原来放开的指孔慢慢按紧，就能产生下滑的声音。

无论是上滑音还是下滑音，运指都要放松、圆滑、柔和，必须非常连贯，一气呵成。

四、陶笛曲目的推荐

陶笛的曲目繁多，在教学实践中我们选取了一些孤独症儿童的音乐治疗曲目供大家参考。

（1）入门曲目：主要有《小星星》《让我们荡起双桨》《捉泥鳅》和《春天在哪里》等。

（2）疗愈类曲目：①静心安定情绪类：主要选择低沉、轻缓、婉转和音色优美的乐曲，如《紫竹调》《望春风》《故乡的原风景》等。②利眠安神类：主要是抒情和典雅的乐曲，例如《一帘幽梦》《星月神话》等。③增加自信和潜能开发类：《孤勇者》《敢问路在何方》《天空之城》和

《陶笛奇遇记》等。

通过对陶笛乐曲的分类，孤独症学生能够享受不同类型陶笛音乐作品所带来的审美愉悦，让他们积极参与和体验陶笛带来的民族精神内涵，并能通过演奏抒发内心的情绪情感，从而逐步改善其情绪和行为问题。

第四章　孤独症儿童陶笛音乐治疗的实施

一、孤独症儿童陶笛音乐治疗阶段模型

音乐是由各种各样的体验组成的，它影响着孤独症儿童的身心和情绪，可以引起他们行为方面的变化。音乐能渗透到潜意识，可以显示隐藏在人们身心内层的东西。陶笛演奏同样可以带来不同的体验，这种体验能够促进孤独症儿童的听觉、视觉和触觉等的发展，将这些统合起来，能够提高他们的认知、语言、社会交往能力。音乐能帮助孤独症儿童意识到自身内部的创造性，帮助他们表现自我，帮助他们走出自己封闭的世界。

建立以陶笛为载体的孤独症儿童音乐康复或治疗阶段模型，主要受精神分析和行为主义理论的影响。在音乐治疗中，以聆听陶笛音乐和演奏陶笛音乐为主要形式，并将其贯穿在整个陶笛音乐治疗的所有阶段。这一阶段模型的建立是以主动法为基础，以长期治疗目标划分阶段。

孤独症儿童陶笛音乐治疗阶段模型主要分为三个阶段：

第一个阶段：音乐超越认知过程而触及情绪和性格障碍。孤独症儿童按照自己喜好展示在陶笛旋律和节奏的操作方面发展音乐的能力。这一阶段不要求孤独症儿童掌握演奏乐器、歌唱等音乐技能，而是以过程为取向（process orientation），我们需要在意的是孤独症儿童在陶笛音乐活动的过程中所表现出的行为以及相互之间的反应。

第二个阶段：增强孤独症儿童在人与陶笛音乐互动中人际沟通的体验。这一阶段主要尝试逐步让孤独症儿童从与陶笛的交往过渡到对其他人和事物的注意和接受，帮助他们获得初步的人际交往体验。

第三个阶段：孤独症儿童通过与陶笛音乐的交流以及人际交流找到满意和成功的自我表达方法，发展自我概念并合理表达自身的内心感受。总体上，就是从人与陶笛之间的体验过渡到人与人之间的交流体验，促进自

我意识的发展。陶笛在音乐治疗过程中作为适当的媒介，让孤独症儿童在动作协调性、社会交往和语言表达等方面均有所改善和发展。

二、孤独症儿童陶笛音乐治疗事前评估

孤独症儿童陶笛音乐治疗事前评估主要包括行为评估、音乐和非音乐技能以及情绪表现三个方面。

对孤独症儿童而言，行为是可被观察的领域。行为评估有四种方法：①对已经明确的某一行为进行单一性测量（比如每次上课随意离开座位的次数和发出尖叫的次数等）；②将唱游和律动教师与孤独症儿童之间的互动行为制成图表；③在陶笛音乐活动中拍摄视频或录音，再根据其内容进行反复分析；④在特制的表格上评价孤独症儿童的某种需要评估的行为和某种类型的行为倾向。

音乐和非音乐技能主要包括：感觉和肢体运动能力（粗大运动、精细运动、反射、动作协调和视觉运动等）；音乐再创造和聆听的认知能力（抉择能力、长短时间记忆、基本学习能力和参与能力）；音乐演奏能力和聆听能力（识谱能力、音准、节奏模仿等）。

情绪表现可以在日常观察中记录，例如，在评估中第一个阶段为发展关系阶段，特教教师与孤独症儿童须寻找共同工作的方法，努力建立信任关系，满足个案的直接需要。建立信任关系是非常重要的，主要目的是打破孤独症学生的自我防御心理，让其信任评估教师，并对陶笛音乐治疗有初步的感知。运用陶笛并结合特殊音乐教育手段（演奏体验、表演、再创造和音乐聆听等）方法来观察孤独症儿童的情绪反应：是否敲打陶笛，是否有焦虑和急躁的情绪，是否喜欢用哭闹的方式寻求关注等。

对孤独症儿童陶笛音乐治疗事前评估所应用的量表主要是我们自编的《陶笛学习观察记录表》《课堂行为表现表》《音乐能力测试表》以及美国心理学家南希·贝利的《幼儿发展量表》等。当然，这些量表仅供参考，在应用陶笛对孤独症儿童实施音乐治疗前，还要对所需评估的项目进行梳理和取舍，明确患儿急需改善的领域是什么，最后给出综合评价，如此才能制订下一阶段的音乐治疗计划。

三、孤独症儿童陶笛音乐治疗计划的制订

在这一阶段，我们通过结合 IEP（Individualized Education Program，个别化教育计划），制定陶笛音乐治疗目标，制订与孤独症儿童生理、智力、音乐能力等相适应的陶笛音乐治疗计划、内容和教学组织形式等。

IEP 是根据学生的身心特征和实际需求拟出的最适合有特殊需要儿童的教育方案。它既是有特殊需要儿童的教育和身心全面发展的总体规划，又是对他们开展教育教学工作的指南。IEP 记载着对应特殊学生现阶段的能力水平和评量结果、年度教学的具体内容和短期目标等，这些具体内容都会被记录在一个书面文件中，由家长签名同意后方可施行。孤独症儿童的陶笛音乐治疗并不同于对正常人的一过性心理障碍的治疗，而是通过陶笛音乐引起心理冲撞和想象或者欣赏，矫正孤独症儿童紊乱的精神状态并促进感知及认知的发展。陶笛音乐治疗的主体是孤独症儿童，所以治疗和教育教学的风格应该结合治疗目的，考虑孤独症儿童的可达成度，同时要注意增加孤独症儿童的参与度。另外，应该注意陶笛音乐治疗的内容多样性，力求兼顾陶笛韵律以及语言韵律。但无论采用哪种韵律训练，均要求尽量贴近孤独症儿童的生活。结合 IEP，每次训练最好设定一个主题，每个主题由不同系列单元构成，每种单元又在不同的情境下进行。具体治疗方案需要根据不同孤独症儿童发展水平以及预计达到的目的设计。

四、孤独症儿童陶笛音乐治疗课程

我们在已有孤独症儿童陶笛音乐康复干预方式和相关经验的基础上，将陶笛教学拓展到孤独症儿童陶笛音乐治疗课程的研发上，以期运用陶笛音乐治疗课程实践，更好地改善孤独症儿童面临的实际问题。该课程就是以陶笛为媒介，走出一条学科融合（开发陶笛音乐学科与其他学科结合的融合课程资源）、社会融合（创设开放的融合环境，运用陶笛音乐表演等形式增强其学习与社会活动的参与感）和家校融合（增强家校联系，同时以陶笛为载体使各家庭之间在归属和依存中找到平衡点，将随班就读家长心理期望调整到一个更加理性、可实现的状态，建立更为健康和谐的家校关系）的教育之路。

（一）孤独症儿童陶笛音乐治疗课程纲要的编制

随着孤独症学生音乐治疗计划的确定，我们特教教师在研究和实践中需要不断调整策略，在教学中融入大量的综合实践活动，强调多学科的融合。以下为我们编制的孤独症儿童陶笛音乐治疗课程纲要。课程共分为四个单元，包括单元模块、单元主题、音乐治疗内容、具体音乐治疗目标、实施要求和课时安排以及评价等。评价为四级三分评分制，分为四个层次：3分、2分、1分、0分。

3分：学生能独立完成（不需要辅助，自己完成）；

2分：在单一辅助下完成（给予语言、手势和视觉等的辅助）；

1分：在两个或两个以上辅助下完成（给予身体辅助）；

0分：即使有示范或协助，学生仍然不能完成该项目。

表4-1　孤独症儿童陶笛音乐治疗课程纲要

维度	陶笛音乐治疗课程	传统陶笛课程
课程目标	以陶笛技能学习、掌握为手段，促进儿童在注意力、情绪、社会性等方面的康复，使其最终融入社会	以陶笛吹奏技能的掌握为目标
课程结构	螺旋式的技能目标和融入式的康复目标规划方案，根据学生的能力和康复需求，进行课程内容的安排；教学内容和教学过程具备一定的弹性和适宜性	按照既定的教学大纲进行教学，缺乏适宜性
组织形式	融合教学、个别化教学、团队合作式教学、实践教学	班级教学和分组教学为主要形式
教学方式	引导式、合作式、探究式、体验式	讲解—练习式

（续上表）

维度	陶笛音乐治疗课程	传统陶笛课程
课程编制依据	学生的康复需求、融入社会的条件、兴趣以及陶笛技能掌握的内在逻辑等	陶笛技能掌握的内在逻辑等
课程内容特点	融合式的教学过程，实践性的教学活动	规定性的技能练习

表4－2 第一单元课程安排

单元模块	主题	内容	目标	实施要求
第一单元：认识陶笛 以“音”感人	陶笛世界	初步认识陶笛，通过摸一摸、吹一吹、握一握等，总体感受陶笛的大小、材质、音色和握笛姿势等	音乐技能目标：初步感知陶笛（大小、孔数、材质和音色等） 康复目标：精细动作康复，在握笛的过程中锻炼手部协调能力，对手指和手臂活动的主动性和控制能力进行强化	1. 从6孔陶笛到12孔陶笛，由易到难，从按住1孔到两手同时按住多孔，反复练习 2. 训练相关肌肉群，自然放松手指、双臂和肘部肌肉

（续上表）

单元模块	主题	内容	目标	实施要求
第一单元：认识陶笛　以“音”感人	陶笛世界	音乐活动（感受吹奏陶笛的气息）	音乐技能目标：了解呼吸的胸式、腹式和胸腹式以及慢吸慢呼和快吸快呼等陶笛吹奏的呼气形式 康复目标：初步让学生尝试控制气息呼出的节奏，使气息平稳均匀	1. 身体平躺，让腹部慢慢鼓起 2. 胸脯上部反复练习，直到呼吸达到平缓自然 3. 在陶笛的舒缓音乐中认真聆听，尽量做到呼吸均匀 4. 尝试吹奏陶笛时，在气流的作用下，指肚共振，感受长音和短音时腹部的起伏变化
		项目式学习活动	1. 提升与老师、家长和同学的合作交往能力 2. 调动学生的多感官参与，增强动手操作的能力	教师和家长引导学生通过查找资料、观察分析、实验操作（学习单形式）、交流总结、设计制作（涂鸦和陶泥制作）等活动，对我国的传统文化——陶笛的文化起源、价值功能、传承与发展等进行深入探究

（续上表）

单元模块	主题	内容	目标	实施要求
第一单元：认识陶笛　以“音”感人	欣赏陶笛乐曲	清新自然旋律：《故乡的原景》《千年风雅》《来自泥土的呼唤》《心海》《似夜流月》；活泼欢快的旋律：《童年》《赛马》等	音乐技能目标： 1. 感受陶笛音色和旋律之美 2. 初步感知陶笛的演奏的特点，让学生在多种音乐中选出陶笛演奏的乐曲 康复目标： 1. 调动学生多感官参与，稳定情绪 2. 在陶笛音乐节奏不断变化的过程中锻炼学生的集中和分配注意力的能力 3. 感受和体验音乐中的情感内涵，使心情得到放松	1. 在安静情境中聆听所选陶笛音乐，引导学生说出乐曲是舒缓还是欢快的 2. 反复聆听，随着音乐简单律动，感受音乐的起伏和韵律 3. 最后一次聆听，学生闭眼想象陶笛乐曲所展现的场景

（续上表）

单元模块		实施要求
第一单元：认识陶笛　以“音”感人	音乐活动：①团体陶笛音乐活动；②欣赏陶笛演奏会《宗次郎陶笛独奏会》	1. 选择陶笛曲目，让学生以3～5人为一组，让陶笛音乐的音量始终保持低弱，以便容易听到彼此的声音，由教师引导学生说出他今天的情绪和感受。伴随陶笛音乐舞动起来，音乐从柔和到强烈，用身体回应音乐。用这种方式释放学生不良情绪，以及培养特殊学生参与集体活动的积极性 2. 完整地欣赏陶笛演奏会，刺激多感官参与，了解作为观众的基本要求（如安坐等）

（续上表）

单元模块			实施要求
融合其他学科	我最爱的陶笛（黏土陶笛制作课）	用黏土制作12孔陶笛	1. 用准备的黏土和模具制成陶笛形状 2. 戳出陶笛孔洞 3. 装饰陶笛 4. 分组进行展示
	《森林狂想曲》音乐剧（绘本音乐剧）	将绘本与陶笛音乐结合，用陶笛音乐感受故事主人公的情绪变化，提升学生的共情能力	1. 精读绘本，让学生了解故事脉络和逻辑关系 2. 创编情节，将陶笛音乐融入绘本故事 3. 集中表演和分组活动相结合，提升学生的合作探究能力 4. 陶笛与多种器乐配合，将区角活动融入情景片段

表4－3　第二单元课程安排

单元模块	主题	内容	目标	实施要求
第二单元：感知运用陶笛音律“愈”人	笛韵疗愈	陶笛音色控制（气息、气流的练习）	音乐技能目标：运用正确方法，发出应有的音色，把乐器本身的特色发挥到极致 康复目标：粗大动作康复；在吹陶笛过程中，通过练习吞吐正确的气息、气流，学会正确运用吹陶笛的气息、气流，增强学生演奏乐器时的心肺功能	1. 吹奏时嘴唇要有气柱，在唇线最佳。嘴唇的缝隙约一粒米大小，嘴巴不要开得太松 2. 吹奏方法：喉咙与口腔的打开程度会改变音色。念“嘟”口型把口腔完全打开时，音色是柔和、干净的 3. 要注意气流。气流与速度是影响音高的必要条件，速度快则音高，慢则音低，因此，平常要采用一种最自然的呼吸方法，长久反复练习

（续上表）

单元模块	主题	内容	目标	实施要求
第二单元：感知运用陶笛音律“愈”人	笛韵疗愈	演奏技巧（初学者应掌握的技巧）	音乐技能目标：运用正确的气息、气流吞吐发出标准音节 康复目标：针对气息气流做吞吐的练习，使口腔内部控制气流的能力得到提升，同时将口腔和腹式呼吸相结合，帮助学生提升对气息、气流的协调控制能力，这对于学生注意力以及专注力的提升都有所助益	1. 舌尖轻抵上颚前部，气息向外冲击，发“吐”音。要求声音干净、利落、有弹性，无杂音，将口腔后部腔体扩大，柔化吹出的气息。吹高音时，不能太用力，轻吹，颗粒感要强，以免声音大、噪，不悦耳 2. 在单吐的基础上连续吹出两个音或多个偶数音，比单吐快，发出“吐库吐库”的音，其中，训练时“库”的训练要比“吐”的训练更多一些，直练到与“吐”音的力度一样为止。如果力度

（续上表）

单元模块	主题	内容	目标	实施要求
第二单元：感知运用陶笛音律“愈”人				不均衡，会出现舌根发硬、吐音不清等现象，严重影响速度，练习双吐时最好是由慢到快，循序渐进，吹奏得清晰准确是最重要的 3. 陶笛的吐音是在正确慢吐长音的基础上练起，每个音都要有很强的颗粒感，先慢后快，逐渐提高速度。另外，要练手指的灵活性，气流要强，只有做到舌头和气息一致，以及有弹性地运指，才能吹奏出美妙而富有感染力的笛声

（续上表）

单元模块	主题	内容	目标	实施要求
第二单元：感知运用陶笛音律“愈”人		项目式学习活动	提升与老师、家长和同学的合作交往能力。调动学生的多感官参与，增强动手操作的能力	教师和家长引导学生通过查找资料、观察分析、实验操作（学习单形式）、交流总结、设计制作（涂鸦和陶泥制作）等活动，对我国的传统乐器——陶笛的文化起源、价值功能、传承与发展等进行深入探究
	练习陶笛乐曲	清新自然旋律：《渔舟唱晚》《幻化成风》；活泼欢快的旋律：《玛丽有只小羊羔》《龙的传人》	音乐技能目标：感受陶笛音色和旋律，根据所学正确的气息、气流控制，练习简单曲目，让学生在旋律中练习所学；提升学生的音乐鉴赏能力	1. 教师播放练习曲目，并示范演奏要领，让学生整体感知练习曲目 2. 反复聆听，随着音乐简单律动，感受音乐的起伏和韵律

（续上表）

<table>
<tr><th>单元模块</th><th>主题</th><th>内容</th><th>目标</th><th>实施要求</th></tr>
<tr><td rowspan="2">第二单元：感知运用陶笛音律“愈”人</td><td>练习陶笛乐曲</td><td></td><td>康复目标：
1. 训练学生手、眼、脑，以及口腔气流和腹式呼吸经由大脑控制的协调能力
2. 提升孤独症学生学习专注力以及协调能力</td><td>3. 引导学生说出对所练习的曲目的感受，并增设练习课时，举办小型班级演奏分享会，教师点评、生生之间互相点评，分享感受和进步所在</td></tr>
<tr><td colspan="3">音乐活动（举办小型班级演奏分享会）</td><td>让学生在所学的曲目中选取自己最擅长、最喜爱的曲目进行表演，由教师点评、生生之间互相点评赏析，增强学生的集体意识，提升学生表演信心，同时提高他们的音乐鉴赏能力和对音乐语言的感知及表达能力</td></tr>
</table>

（续上表）

单元模块	主题	内容	目标	实施要求
融合其他学科	跳动的音符（超轻黏土手工课）	用超轻黏土制作音符		1. 使用超轻黏土制作音符 2. 根据音符吹出对应音调 3. 使用黏土音符拼凑出简单旋律 4. 使用陶笛吹奏出拼凑出的简单旋律
	“123 木头人”游戏（律动体育游戏课）	将陶笛乐曲与体育课结合，让学生在体育运动中感受音乐节奏的律动变化，提升学生的节奏掌控能力		每节课选 2 ~ 3 名学生，让他们准备自己最喜爱的陶笛曲目进行演奏，随机间隔停顿，结合“123 木头人”游戏进行课堂互动

表4－4 第三单元课程安排

单元模块	主题	内容	目标	实施要求
第三单元：歌中成长 笛上畅想	我们一起来吹陶笛	学习乐曲《小星星》《送别》《雪绒花》《小蜜蜂》	音乐技能目标： 1. 会吹奏乐曲《小星星》《送别》《雪绒花》《小蜜蜂》 2. 能够在节奏的引导下吹奏乐曲 3. 能够逐步地表达出《小星星》节奏的顿挫感和歌曲干净简洁的特点 4. 能够逐步表达出《送别》轻柔的特点，《雪绒花》舒缓的特点和《小蜜蜂》欢快、跳跃的特点 5. 能够跟着乐曲拍打节奏（或非洲鼓），跟着音乐做动作	1. 注重引导学生利用听觉和视觉，学习对应的手型和声音 2. 强调自主判断吹奏的准确性 3. 引导融合伙伴互相配合，互相鼓励 4. 鼓励学生主动探究吹奏的风格 5. 激发学生学习的兴趣，拓展学生的学习形式，如部分同学吹奏，部分同学演唱歌曲，部分同学跟着做动作

(续上表)

单元模块	主题	内容	目标	实施要求
第三单元：歌中成长 笛上畅想	我们一起来吹陶笛		康复目标： 1. 体会愉快地看星星的心情，体会《送别》的惆怅之情，《雪绒花》的爱国之情和《小蜜蜂》勤劳、积极、乐观之情 2. 能够和融合伙伴互相观察，注意自己的手势 3. 能够一边听节奏，一边演奏，稳定注意力的分配 4. 能够和融合伙伴共同探究《小星星》的不同演奏风格，提升语言表达能力	
	我的舌头真灵活	学习舌部技巧单吐、双吐、三吐	音乐技能目标： 1. 通过念字，掌握舌头阻碍气流的作用，灵活运用舌头进行气息的吞吐	1. 注重循序渐进的教学设置，先从念字入手，逐步过渡到吹奏

（续上表）

单元模块	主题	内容	目标	实施要求
第三单元：歌中成长　笛上畅想	我的舌头真灵活		2. 能够运用舌头，使气流自由吞吐 3. 逐渐掌握吐音短促有力的特点，使吐音短促有力，颗粒感强 4. 熟练使用单吐、双吐、三吐的技巧 康复目标： 1. 能够将注意力集中在舌头上，体会其在吞吐中起到的作用 2. 能够和融合伙伴互相观察，注意自己舌头的位置和动作与发出的声音之间的联系 3. 能够体会不同吞吐技巧带来不同速度和情绪的表达 4. 能够和融合伙伴共同探究，互相模仿，提升语言表达能力	2. 注重引导学生利用听觉和视觉，进行演奏技巧的学习 3. 引导学生进行自主判断 4. 引导融合伙伴互相配合，互相鼓励 5. 引导学生主动探究连音和断音与语言表达的联系，以及技巧和乐曲的表达之间的关系

（续上表）

单元模块	主题	内容	目标	实施要求
第三单元： 歌中成长　笛上畅想	随笛起舞	跟随陶笛乐曲打非洲鼓——综合演奏4分音符和8分音符； 跟随陶笛乐曲打非洲鼓——演奏切分音	音乐技能目标： 1. 掌握4分音符、8分音符及切分音的拍奏 2. 能够在高低音区，分别拍奏 3. 通过传花，提升学生的反应速度，让其体验节奏的快慢 4. 感受歌曲不同的情绪和鼓声强与弱的力度变化之间的关系 5. 尝试综合运用不同的音符，拍打出不同的节奏 6. 能够根据乐曲和节奏，做出动作 康复目标： 1. 能够运用非洲鼓强弱和速度的变化，表达不同的情绪	1. 强调音乐游戏的运用，提升学习的乐趣 2. 充分调动学生多感官的参与，训练其协调性 3. 引导融合伙伴之间的沟通和交流 4. 情绪的表达、故事的讲述与动画的呈现相配合 5. 鼓励学生主动探究，勇敢尝试 6. 及时反馈，正向引导，提升学生的自信心

（续上表）

单元模块	主题	内容	目标	实施要求
第三单元：歌中成长 笛上畅想	随笛起舞		2. 培养学生与同伴一起交流合作的能力，并体验乐曲和节奏合作的乐趣 3. 发展学生的观察力和想象力 4. 感受乐曲和节奏的氛围，以及和同伴一起参加音乐游戏的乐趣 5. 合理地分配注意力，充分地运用听觉和视觉	
	我的乐曲我做主	结合舒缓的节奏和急促的节奏，分别表演学会的乐曲	音乐技能目标： 1. 根据不同的节奏和速度，演奏乐曲 2. 能够在老师或指挥的提示下进行演奏 3. 能够体会歌曲表达的情感 4. 能够合理地运用吹奏的强弱、吐音的技巧表达情感	1. 通过不同的故事背景的铺垫，体验不同的情绪情感 2. 引导学生运用强弱和吐音的技巧表达情绪情感 3. 强调融合伙伴之间的沟通协作

（续上表）

单元模块	主题	内容	目标	实施要求
第三单元：歌中成长 笛上畅想	我的乐曲我做主		5. 尝试和融合伙伴合作演奏歌曲，包括齐奏和轮奏等 6. 自由尝试更多乐曲情感的表达 7. 能够通过强弱、节奏表达情绪情感 8. 能够将自己对故事或画面的理解融合在情绪情感的表达中 9. 能够自由控制情绪和情感的表达 10. 培养与同伴一起交流合作的能力，并体验乐曲和节奏合作的乐趣 11. 促进和融合伙伴们的情绪共鸣 12. 加深融合伙伴相互观察、相互合作的能力	4. 鼓励学生自主探索 5. 教学过程注重循序渐进，以学生学会的乐曲为基础，以情绪情感的表达为重点

（续上表）

单元模块	主题	内容	目标	实施要求
综合实践活动	普特融合交流会	即兴表演，普特学生互相切磋陶笛演奏水平，切磋陶笛演奏技术，交流经验心得	1. 通过切磋交流，加深融合，促使学生融入社会 2. 在切磋交流中，提升语言表达能力，相互合作的意识 3. 在交流平台中，感受不同的情绪情感表达和演绎 4. 通过互相观察和模仿，提高专注力，促进陶笛演奏技能的提升 5. 通过在群体中的演奏，感受群体的鼓励，提升自信心	1. 注重引导学生之间的交流 2. 提供不同的演奏主题，加深学生之间的合作 3. 引导学生认真感受不同的演奏表达出的情绪情感 4. 强调正向鼓励，让学生体验成功感 5. 根据学生的能力，在合作中安排学生承担不同的任务，确保其参与和体验

表 4－5　第四单元课程安排

单元模块	主题	内容	目标	实施要求
第四单元：指法变幻　笛韵传神	指法大变身	学习 F 调指法乐曲《望春风》《生日快乐》；学习 G 调指法乐曲《故乡的原风景》《天空之城》	音乐技能目标： 1. 学会 G 调、F 调指法，注意手指的协调性、准确性以及演奏的稳定性	1. 教学时要放慢曲速，注重引导学生利用听觉和视觉，学习对应的手型

（续上表）

单元模块	主题	内容	目标	实施要求
第四单元：指法变幻　笛韵传神	指法大变身		2. 能够跟着乐曲，试唱旋律和节奏 3. 明确不同曲子指法和气息的变化位置 4. 会吹奏乐曲《望春风》《生日快乐》《故乡的原风景》《天空之城》 康复目标： 1. 能通过学习不同的陶笛指法，锻炼手部的精细动作能力 2. 能够通过不同乐曲的曲风，增强自己的感知觉能力 3. 能够根据节奏用所学指法演奏，增强专注力和注意力 4. 能够生生互动，互相合作，提高社会交往能力	2. 引导学生在吹奏前明确吹奏的气息变化，注意换气位置 3. 引导学生试唱旋律，进行吹奏尝试，生生之间互相点评，判断吹奏的协调性、准确性和稳定性 4. 引导学生合作探究乐曲不同指法所演奏出的不同表现形式

（续上表）

单元模块	主题	内容	目标	实施要求
第四单元：指法变幻　笛韵传神	指趣	学习指法技巧、吐音与连音、倚音与滑音	音乐技能目标： 1. 使用正确的呼吸方法，根据不同曲目需要的演奏技巧控制气息，学会缓吸气、急吸气、深吸气和保持气息 2. 能够熟练地运用舌头，使气流自由吞吐，根据不同的曲目学会连奏和断奏 3. 能够快速灵活地变换手指，配合不同的陶笛指法演奏 4. 能够准确控制手指在陶笛音孔上的位置来变换音阶 5. 熟练使用吐音与连音、倚音与滑音技巧	1. 利用音乐游戏，让学生在气息不间断的情况下仅靠指法的变化将音带出 2. 调动学生运用多种感官参与学习，利用“嘟—呜，嘟—呜”等视唱旋律，感受吐音与连音，通过模仿练习、手指变换速度与手指接触陶笛孔距的位置感受倚音和滑音 3. 学生自主探究吐音与连音、倚音和滑音的区别 4. 引导学生依照节奏打拍子跟唱旋律，生生之间交流吹奏的协调性、准确性和稳定性

(续上表)

单元模块	主题	内容	目标	实施要求
第四单元：指法变幻　笛韵传神	指趣		康复目标： 1. 能够区分吐音与连音、倚音与滑音，提高音准、音阶、节奏的敏感度，增强感知觉能力 2. 能够感受吐音与连音、倚音与滑音所表现的不同演奏风格，感受情绪的起伏变化 3. 能够跟随节奏使用不同的指法技巧演奏，提高手部的灵活性以及手眼协调和精细动作能力，增强身体的感觉统合能力 4. 能够在生生互动、模仿学习、合作探究的过程中，提高社会交往能力	5. 学生分组合作，探究不同指法技巧演奏的表现形式 6. 鼓励学生勇敢尝试，及时反馈，提升学生的自信心

（续上表）

单元模块	主题	内容	目标	实施要求
第四单元：指法变幻　笛韵传神	乐趣	将各种装饰音技巧进行整合，在实际的音乐作品中加以运用	5. 在自主探究的过程中提高学习兴趣，激发学习的积极性和主动性 音乐技能目标： 1. 能够准确演奏不同的装饰音 2. 能够区分不同的装饰音 3. 能够体会不同装饰音所代表的不同音乐风格 4. 能够体会不同乐曲呈现的不同艺术风格和情感表达 5. 尝试将各种不同类型的装饰音自如地加入乐曲，提高乐曲的艺术性、表现性	1. 开展音乐游戏，让学生感受不同的装饰音 2. 鼓励学生自主探究不同装饰音在气息控制、指法、舌的动作等陶笛吹奏综合技巧方面的差异 3. 引导学生根据不同装饰音的表现形式，小组讨论不同装饰音的艺术风格 4. 赏析所选陶笛音乐的艺术表现形式，包括曲风、节奏、意境等 5. 引导学生合作探究和改编乐曲，生生点评，交流分享

（续上表）

单元模块	主题	内容	目标	实施要求
第四单元：指法变幻 笛韵传神	乐趣		康复目标： 1. 能够区分不同修饰音，提高对音准、音阶、节奏的敏感度，增强专注力和感知觉能力 2. 能够感受不同修饰音所表现的不同演奏风格，感受情绪的起伏变化 3. 能够跟随节奏使用不同的指法技巧演奏，提高手部的灵活性以及手眼协调和精细动作能力，增强身体的感觉统合能力 4. 通过合作参与乐曲的编排和汇报，提高语言表达能力和社会交往能力	6. 鼓励学生勇敢尝试，及时反馈，正向引导，提升学生的自信心

（续上表）

单元模块	主题	内容	目标	实施要求
第四单元：指法变幻　笛韵传神	乐趣		5. 在探索乐曲改编的过程中提高学习兴趣，激发学习积极性和主动性，提高思维能力、想象力和创造力	
	随笛起舞	跟随陶笛乐曲打非洲鼓——演奏基本节奏型	音乐技能目标： 1. 学会非洲鼓三个基音的基本打法 2. 感受拍奏非洲鼓的不同位置、不同力度和不同速度，感受非洲鼓节奏的变化 3. 探究乐曲中非洲鼓的不同节奏所表达的艺术情感 4. 跟随乐曲哼唱乐曲旋律的节奏，理解乐曲节奏，提升乐感	1. 注重音乐和节奏的结合，关注学生肢体动作的参与 2. 强调音乐游戏的运用，提升学生的学习乐趣和身体协调性 3. 充分发掘学生多感官的参与，通过不断地模仿和练习，训练协调性 4. 引导学生合作探究音乐中节奏传达的不同艺术风格

（续上表）

单元模块	主题	内容	目标	实施要求
第四单元：指法变幻　笛韵传神	随笛起舞		5. 能够跟随乐曲，使用左右手或手脚配合做出动作，准确连贯地打出节奏，增强身体协调性 康复目标： 1. 能够区分非洲鼓拍奏的不同节奏，提高对音准、音阶、节奏的敏感度，提高感知觉能力 2. 能够感知和运用非洲鼓不同的节奏，表现情绪起伏 3. 能够跟随音乐哼唱、击打节奏，调动学生的多种感官，增强感知觉的协调性和注意力	5. 引导学生自主探究不同节奏，如拍奏鼓的位置、拍奏力度和拍奏速度等方面的差异 6. 鼓励学生勇敢尝试，及时反馈，正向引导，提升学生的自信心

（续上表）

单元模块	主题	内容	目标	实施要求
第四单元：指法变幻　笛韵传神	随笛起舞		4. 在跟随音乐进行演奏时，提高手部的灵活性以及手眼协调和精细动作能力，增强身体的协调性 5. 同伴间模仿学习，合作探究，提高模仿和观察能力、语言表达能力以及社会交往能力 6. 开展音乐游戏，激发学习的积极性，训练发散思维	
综合实践活动	陶笛艺术进社区	小型社区陶笛音乐会	1. 通过普特融合演出活动，提高社区对特殊群体的尊重和接纳度，助力特殊群体的社会化 2. 在陶笛演奏中遵守演出秩序，按照要求演出	1. 利用多媒体引导学生学习演出秩序，遵守演出规范和社会秩序 2. 排练曲目时充分发挥学生的主观能动性，多用合奏等方式，引导学生之间相互合作、交流学习和指导

（续上表）

单元模块	主题	内容	目标	实施要求
综合实践活动	陶笛艺术进社区		3. 排练演奏曲目中，同伴之间相互合作交流，模仿学习，提高社会交往能力 4. 注重演出曲目的情感表达，提高学生对情绪的感知和表达能力 5. 在舞台演奏中，增强表现力和自信心	3. 注重演奏技巧和演奏情感的训练 4. 多用正向反馈，关注学生的进步与成长

在课程纲要编制的过程中，课程内容的设计以简单易学的民族乐器——陶笛为载体，注重通过欣赏陶笛乐曲来舒缓情绪；通过不同情绪节奏来表达所学乐曲，直至能够融合乐曲和情绪情感，建立孤独症儿童通过陶笛来自由表达的途径，提高学习乐趣，帮助孤独症儿童实现情绪的有效控制和合理抒发。课程内容融入大量的综合实践活动，在每个单元学习内容结束后都安排一次综合实践活动（如陶笛艺术进社区）。孤独症儿童的社会适应能力差是他们融入主流社会的主要障碍，因此提升他们沟通、合作的能力，让他们自信地参与社会生活，是本课程的重点。一系列以陶笛为载体的综合实践活动，不仅能够帮助他们提升社会适应能力，也提供了更多的锻炼平台，促进他们达到融合的目标。另外，陶笛音乐治疗课程的设计结构由易至难，可以满足不同智力水平的轻中度孤独症儿童，由于治疗或康复目标贯穿在不同单元，大大降低了陶笛的演奏技术门槛，同时加入以非洲鼓为载体的节奏训练，提升他们节奏感的同时改善孤独症儿童常见的言语声调、节奏节律问题，减少融合的障碍。课程的教学模式倡导以

合作的方式来实施，强调操作性，同时加入亲子课、集体课、融合课等多种课堂形式，真正从实践上促进孤独症儿童社会适应性的发展。

（二）孤独症儿童陶笛音乐治疗课程的内容

孤独症儿童陶笛音乐治疗课程主要从孤独症儿童的认知特征和心理特点出发，以治疗不良情绪和促进融合为主要目标，在实施中注重课堂的教学模式，以合作为主，培养其观察、思考、探究能力；同时由于大部分孤独症儿童的思维发展处于动作思维阶段，需要课堂有较强的可操作性；学习过程强调情感的表达，而不是演奏技巧的精准。例如：

认知类课程内容，如“陶笛世界”，以了解和感受为主，通过体验激发学生对陶笛音乐的兴趣，也激发学生对民族音乐的崇尚之情。

欣赏类课程内容，既要营造欣赏感知的氛围，包括利用图片、视频等手段，激发孤独症儿童的学习兴趣；同时要充分调动孤独症儿童的想象联想能力，既注重引导画面再现，又善于保护孤独症学生的突发奇想。

演奏技能类课程内容，如“手指动起来”——学习 C 调指法。演奏技能是载体和基础，只有学会基础的演奏，学生才能更好地表达自己的情绪情感。但作为康复课程，演奏的精准度并不是唯一的要求，因此演奏技能类课程内容的实施要根据每个学生的能力，进行个性化的调整。陶笛演奏的手型、吹奏的气息和表情是教学中需要着重引导的。教学过程强调合作、模仿、探究，运用小组的组织形式，创设多重的合作关系，以期学生在学习技能的过程中，发展社会适应能力。

表现类课程内容，教学中注重引导孤独症学生对情绪情感的表达，教学过程中提供轻重缓急变化的节奏伴奏，让孩子们以不同的情绪演绎所学的乐曲，逐步建立通过陶笛乐曲表达情绪情感的通道。

综合实践类课程内容，如普特融合交流会。在活动过程中，除了综合运用所学的演奏技能之外，更要注重学生人际交往能力的培养、情感的沟通和表达，并多加鼓励，培养孤独症学生的自信心。

（三）孤独症儿童陶笛音乐治疗课程教学形式

针对孤独症儿童的陶笛音乐治疗，由于对象的特殊性，在陶笛音乐治疗课程实践中不能采用单一的教育教学形式。音乐教师在这一过程多采用集体教学、一对一教学和家校联合辅导的形式进行陶笛音乐治疗课程的教学。

表 4－6 陶笛音乐治疗课程教学形式

集体教学	孤独症儿童存在社交功能障碍，陶笛集体教学可以增强其合作、分享的意识，增加正确的礼貌行为体验，当他们能够相互配合、共同参与，人际交往能力就开始产生
一对一教学	孤独症儿童在学习过程中常表现出学习动机薄弱、缺乏学习主动性、注意力很难集中等问题。一对一教学就是因材施教，扬长补短，为每个孤独症儿童制订符合其能力、特点的有针对性的教育方案
家校联合辅导	对于孤独症儿童来说，陶笛入门虽然容易，但要想把它练好，还是要花大量时间和汗水。家校联合辅导非常重要，家长要在课后承担督促孩子练习的责任，保障陶笛音乐治疗效果的稳定性。有些家长甚至一起参与学习陶笛，了解陶笛音乐治疗的相关知识

表 4－7 陶笛音乐治疗课程安排

星期 时间	星期一	星期二	星期三	星期四	星期五	星期六
8：30～10：30	特校普及班	特校普及班		特校普及班	随班就读班	
9：00～11：00			一对一教学			提高班
2：30～5：00	一对一教学			随班就读班	一对一教学	

（四）孤独症儿童陶笛音乐治疗课程外部环境支持

融合对孤独症儿童有一定的必要性。首先，从生态学的角度看，孤独症并不是存在于个体内部的一种静态症状，孤独症是一个发展的过程，而且是发生在个体与环境之间的相互作用过程中。大量的实验研究也证明，孤独症儿童与正常人群的交往使孤独症儿童在社会交往能力、模仿能力等方面都有极为显著的进步。以陶笛为载体的音乐治疗对孤独症儿童有促进脑部发育，促进其注意力、记忆力、想象力、抽象思维能力、语言能力等多种能力发展的作用，运用陶笛音乐治疗对孤独症儿童进行干预可以增强其学习能力与社会活动的参与感，从而促进其语言、社交和情感的发展以及认知和理解能力的提高。如果以陶笛为载体的音乐治疗支持环境较为封闭，又存在孤独症儿童缺少与普通人群交流的诸多局限，孤独症儿童在音乐治疗结束后易重新陷入焦虑和压抑的心理状态。所以要帮助孤独症儿童获得更稳定和更积极的社会交往关系，必须保障对孤独症儿童陶笛音乐治疗的外部融合环境的支持。

陶笛音乐是辅助开发学生感知觉与亲社会行为的一种手段。孤独症儿童与其他类型特殊儿童仍然有显著差别，如若一味强调陶笛音乐知识和演奏技能的灌输，反而与对其进行音乐治疗的目的背道而驰。在陶笛音乐治疗过程中，尽量将音乐课程教学内容与音乐治疗原理相结合，更重要的是打造平台，让他们更多地走上舞台，走入社会。因为现场是感性的、鲜活的，是一种与孤独症儿童的核心经验相关的材料及相应情境的呈现，有利于激发孤独症儿童的学习和探索的主动性，使其逐步适应舞台表演的场合。同时让普通人从情感关照的角度更加关注他们的心理成长历程，帮助他们逐渐走出自卑的心理阴影，建立自信心。通过开展“基础训练”“亲子互动”“特普表演”等方面的工作，让孤独症儿童学习陶笛，欣赏音乐，以学促演，以演促赛，让他们在学习乐器的同时，利用音乐来表达自己内心世界，以陶笛音乐为媒介搭建与外界沟通的桥梁，进而增强其融入社会的能力。例如我们创立的博和星乐陶笛亲子乐团就是以家庭为单位的集体定制项目，定期培训，定期演出，建立起家庭、社会和学校的陶笛音乐治疗大融合。同时利用亲子乐团的可赏性与趣味性，使帮扶助残变得更具吸引力、艺术性与可参与性，扩大慈善参与群体，让社会的帮扶变得更加轻松、愉悦、直观、常态。

近年来，孤独症儿童陶笛音乐治疗课程教学与实践演出相结合，保障了对孤独症儿童陶笛音乐治疗的外部融合环境的支持，取得了显著的效果。除了特殊教育学校和随班就读学校孤独症学生参与各类社会公益演出外，更有多名孤独症学生分别考取中国民族管弦乐学会二到十级证书，参加国内各类比赛均获佳绩。其中，梁子键同学2016年获得全国陶笛之星金奖；2017 年参加第十四届中国国际青少年儿童艺术节才艺大赛初赛荣获陶笛独奏《赛马》金奖；2018 年在深圳首届国际特普融合“颂雅·爱心杯”陶笛邀请赛中荣获少年组银奖。2020 年 1 月黎芷荥、顾琪巍等同学在 2020 年中山市少儿春晚陶笛合奏荣获银奖；池一帆、宋冠昌、袁敏旖等同学在广东省少儿春晚选拔赛中荣获银奖；林昊泓、林炽宏、袁彦行等同学在“童心故事会 2020 年度汇演”中获得优秀奖。2021 年，在第四届香港陶笛公开大赛中获得优秀组织奖、合奏组铜奖，2 名学生获得中级组银奖，1 名学生获高级组铜奖，4 名学生获得优秀奖。2022 年和 2023 年，顾琪巍、宋冠昌等学生在第五届和第六届香港陶笛公开大赛获合奏组铜奖和优胜奖等。其中，梁子键还创立了自己的陶笛工作室，专门教授特殊学生。陶笛队袁敏旖同学在第十六届世界夏季特奥会传统特奥女子五人制篮球赛中荣获铜牌，这和她多年来接受陶笛音乐治疗课程教学和参加各类陶笛演奏比赛是分不开的，陶笛音乐治疗课程培养了她的动作协调性、情绪稳定性以及规则意识和竞争意识等。

（五）打造陶笛音乐治疗课程教学的“1 +2 +2”模式

从 2014 年成立陶笛工作室以来，我们一直致力于研发以陶笛为载体，促进孤独症儿童发展的音乐治疗课程，帮助特殊学校的孤独症学生改善不良情绪行为，克服自卑、建立自信、提高人际交往能力，实现身心健康全面发展，为学生更好地融入社会做准备。经过 10 年的研究实践，我们初步探索出一套陶笛音乐治疗课程体系，在特校孤独症儿童治疗干预的方式、方法领域积累了宝贵经验。其中最重要的是我们确立了“1 +2 +2”陶笛音乐治疗课程教学模式。

其中“1”代表抓牢陶笛工作室这“一个教学主阵地”建设，形成孤独症学生陶笛音乐治疗课程教育体系。为了更有效地开展研究，我们在校内成立了陶笛工作室，在校外成立了星乐陶笛工作室，以工作室的形式开展教研活动，如教师陶笛培训、音乐治疗理论学习、音乐治疗实操观摩、孤独症儿童专业书籍共读等。我们将以陶笛为载体的孤独症儿童音乐会治疗作为研究主体，研究和解决音乐治疗过程中遇到的实际问题，总结经验，探索出以陶笛为载体孤独症儿童音乐治疗的模式、校本课程、综合实践活动等一系列研究内容，确定了以陶笛为载体的特殊儿童音乐治疗课程的基本模式，即：评估与确定特殊儿童的主要问题（主要包括情绪行为和社会交往能力等）—制定陶笛音乐课程建设目标—根据陶笛音乐课程建设目标制订与特殊儿童生理、智力、音乐能力等相适应的陶笛音乐课程计划。

第一个“2”代表“两个学习平台”建设，我们力求打造学校和家庭教育两个平台，在中山和珠海两地特殊教育学校、特殊教育机构和随班就读学校推广应用，产生了较好的效果。2019 年起中山市特殊教育指导中心购买陶笛融合教育支持课程，为中山市义务教育阶段各公办普通学校的持有残疾证明或者三甲医院证明的特殊教育需求学生进行陶笛音乐课程教学。珠海市蓝晶灵融合教育支持中心邀请陶笛工作室为他们的孤独症儿童以及儿童家长进行陶笛音乐治疗线上课程教学。课程以陶笛音乐治疗的意义、方法、陶笛基础知识以及陶笛演奏技巧等内容为主，推广我们陶笛音乐治疗课程的成果和教学方法，带动更多人对孤独症儿童开展陶笛音乐治疗。2020 年，珠海市残疾人综合服务中心向陶笛工作室购买特殊儿童陶笛音乐治疗课程，以珠海市各类别残疾儿童（孤独症儿童为主）、家长、康复师为服务对象，为他们提供陶笛音乐传统培训、演奏基础和技巧、陶笛音乐与残障儿童康复干预相结合等课程。

家长一直是我们陶笛音乐治疗的同盟军，我们邀请家长加入陶笛音乐治疗的讨论群，分享学生在家练习陶笛的情况。特别是程度较重的孤独症儿童的家庭，家长们之间互相鼓励，积极分享可帮助陷入教育困境的成员摆脱困境的相关信息。这就使得孤独症儿童的家长在相同目标的指引下，在各家庭之间的归属和依存中找到平衡点，使家长与老师关系、互助关系和其他社会支持系统之间的氛围变得开放、宽容。

第二个“2”代表的是“两个展示舞台”建设，一是校园内部自我展示舞台，在陶笛音乐治疗过程中，尽量将音乐教学内容与音乐治疗原理相结合，更重要的是打造平台，让孤独症儿童更多地走上舞台。近年来，我们的学生多次参加学校助残日会演，在舞台上收获自信并获得全校师生的一致好评。二是校园外部自我展示舞台，我们带领学生积极参与校外各种公益活动和大型赛事。近年来，特殊教育学校和随班就读学校学生参与各类社会公益演出，用陶笛搭起了特殊学生与社会沟通的桥梁，使得这一群体更受关注。

第五章　孤独症儿童陶笛音乐治疗相关案例

一、孤独症儿童陶笛音乐治疗案例

（一）陶笛音乐治疗对象

陶笛音乐治疗对象小Y，女，16岁，出生为顺产，家庭成员无孤独症病史，父母关系良好，家庭居住环境良好。小Y在2岁的时候被医院诊断为轻度孤独症患者，3岁时家人带着她做了一年多的康复治疗，直到4岁她才开口说话，然后就读于普通幼儿园和小学，小学毕业后进入中山市特殊教育学校。小Y各方面能力的基本信息如下：

·语言能力：语言表达能力较好，发音清楚，可以和老师进行一般对话，但是语言节奏感差，语言交流时目光对视很少。

·记忆能力：记忆能力比较好，特别是对数字的记忆，小时候就可以准确记住邻居家的各种车牌号码，也可以记住一些公交车线路和站点。

·音乐能力：对音乐的敏感度很高，听过的曲子可以尝试记住旋律，对于乐谱的记忆也非常准确。

·社会交往：有一定的社会交往能力，但是与人目光接触较少，一般都是问什么答什么，还不能主动寻找话题进行聊天，不太喜欢和人有亲密接触。

·运动能力：粗大动作发展一般，走路时会有点踮脚，但不影响跑跳等大运动，经常参加篮球训练，精细动作发展还可以，手指的灵活度也很好。

·情绪行为：自我约束能力较差，在课堂上经常出现跟旁边的同学嬉戏打闹或是生气离开座位的情况，容易紧张害羞，看见新奇事物容易情绪激动和不安。

（二）事前评估

本个案研究采用观察法、训练法、行为分析法等研究方法，对研究对象的特殊教育需要进行全面评估、分析，并据此采用科学的音乐治疗。

首先对小Y的在校行为状况进行观察，观察时间为每天早上8：25到下午3：55。观察地点包括教室及室外等学习和生活场所。在教室上的课程由我们直接观察记录，在室外的课程或活动则由任课老师观察，我们事后做记录，午休期间的状况由生活老师观察，我们事后做记录和调查。观察持续了四周，采用了行为前后时间记录表对其进行了详细记录。

表5－1　四周里小Y在校行为记录表

次序	时间	前奏事件	出现行为	结果	行为者反应
1	9：10	同学A在吃薯片	小Y一直做出要拿薯片的动作，并一直在旁边说："想吃薯片。"	A同学跑开，老师让小Y尝试与同学A沟通能否与自己分享零食	小Y很生气，不愿意与同学A主动沟通。离开教室，站在走廊，始终不愿意进课室
2	11：05	老师批评小Y不遵守课堂纪律，擅自离开教室	小Y发脾气，一会儿躺在地上，一会儿打身边的老师、同学。大哭，持续一节课的时间	老师拉她起来	很生气，情绪异常兴奋
3	14：30	中午没睡觉		老师把她送回宿舍睡觉	不肯睡，还是哭。用脚踢床，哭累了才算结束

（续上表）

次序	时间	前奏事件	出现行为	结果	行为者反应
4	15：04	老师找她回答问题，她没能正确回答		老师安慰她，告诉她下次努力就好了	仍然极度紧张，整个人无所适从，不能很好地调节情绪
5	15：20	老师让小Y给每位同学分发饼干，并让她与每位同学对视，说出：“给你饼干。”	说话含糊不清，不敢与同学进行对视，十分害羞	老师再次强调要与同学有眼神交流	

小Y在校期间几乎每天都有情绪与行为问题，并伴有刻板的、不自信的与人交往的行为，通过表5-1可以看出，她某一天就会出现3~4次情绪行为问题，而且只要中午没有睡好，必然发脾气，发脾气就必然打人，持续的时间比较长，根据观察统计，最多的时候一天打人5次。在观察记录的四周里对她的打人次数收集总结如表5-2所示。

表5-2　四周里小Y打人次数

	星期一	星期二	星期三	星期四	星期五	合计
第一周	2	5	2	2	4	15
第二周	4	3	5	3	4	19
第三周	5	3	2	4	3	17
第四周	3	4	4	3	5	19

（三）陶笛音乐治疗目标

在与人交往方面，小Y表现为虽然有一定的语言交往能力，但是与人互动能力较差，很少与人有目光接触，不喜欢与人有亲密接触；往往会把外界的所有反应都理解为是具有威胁的、不可接近的，最常用的模式就是防御模式。

鉴于小 Y 的认知功能发展、情绪行为问题和社会交流技能的情况，结合对陶笛音乐的偏好和理解，将其 IEP 长期和短期目标制定如下：

表 5－3　小 Y IEP 长期和短期目标

长期目标	1. 缓解小 Y 的情绪障碍问题 2. 提高小 Y 在学校和社会的适应能力
短期目标	1. 提高小 Y 与他人交往的能力 2. 增加小 Y 模仿语言、愿意交流的动机，降低总体说话方式中模仿语言的百分比 3. 增加小 Y 合适的社会行为，减少不合适的、刻板化的、自我刺激的行为 4. 增加小 Y 交流行为，和他人建立密切关系

（四）陶笛音乐治疗实施过程

在本个案研究中，教师多采用集体教学、个别化教育支持和家校联合辅导的形式进行陶笛音乐教育教学。一般每周进行个别化教育支持 3 次，每次 30～40 分钟；集体教学 2 次，每次 35 分钟，共 5 个月。研究时间安排为 2018 年 9 月至 2019 年 1 月。

1. 结合 IEP，设定符合个案特点的陶笛音乐治疗个别化教育支持

个别化教育支持为学生设计以单元主题为主的陶笛音乐活动，并填写《教育支持实施与评量表》。

表 5－4　教育支持实施与评量表

单元名称	活动目标	活动形式
闪烁的小星星	促使学生与他人建立联系，促进语言、多种感官的协调能力和运动能力的发展	1. 聆听，用拍手或身体摇摆的方式体验陶笛节奏 2. 与教师接口唱，教师唱前半句，引导学生唱后半句 3. 教师用陶笛为歌曲伴奏 4. 歌舞表演

（续上表）

单元名称	活动目标	活动形式
我和陶笛是朋友	增加目光对视，促进学生与他人的互动交流，培养感知能力、运动能力和动作协调能力	1. 学会陶笛演奏时的用气方法，掌握长音、连音的吹奏 2. 进行指法练习，使左右手各按音孔，手指开闭灵活、轻松自如
我有一双小小手	通过陶笛乐器的使用与学生建立关系，培养学生听从指令的能力和模仿能力，在认识陶笛乐器的同时锻炼语言沟通能力	1. 掌握“叠音”“打音”的演奏技法 2. 在老师的辅助下会吹一首简单的独奏曲
故乡的原风景	提高学生的有意注意能力，增强其自信心，让其感受成功的喜悦，并学习与他人交往的能力	1. 掌握“波音（上波音、下波音)”“颤音”的演奏技法，能吹奏相关练习曲 2. 能独立吹一首简单的独奏曲 3. 在吹奏的同时要求与老师和其他同学有目光交流
茉莉花香	增加学生合适的社会行为，减少不合适的、刻板化的、自我刺激的行为	1. 掌握“指震音”“滑音”的演奏技法，能吹奏相关练习曲 2. 学会吹奏一首有一定难度的独奏曲
望春风	使学生和周围事物、人物之间建立感情，使学生开始接受周围的事物	尝试与歌舞等其他艺术表现形式合作表演

为了进一步了解学生在个别化教育支持下的目标达成情况，任课教师会根据学生完成任务的情况填写《教育支持任务达成情况记录表》，结合个案 IEP，调整教学内容。

表 5 – 5　教育支持任务达成情况记录表

时间		要求达成任务			实际达成次数			实际达成率	实际达成有效率
		难	一般	易	难	一般	易		
10 月	10 月 10 日	3	9	8	2	9	8	95%	95.2%
	10 月 21 日	3	9	8	2	9	8	95%	95%
	10 月 26 日	3	9	8	1	9	8	90%	96%
11 月	11 月 8 日	3	9	8	1	5	7	65%	91%
	11 月 15 日	3	9	8	1	8	7	80%	100%
	11 月 22 日	3	9	8	1	8	7	80%	88.6%
12 月	12 月 6 日	3	9	8	0	6	8	70%	75.5%
	12 月 18 日	3	9	8	0	6	6	60%	100%
	12 月 26 日	3	9	8	1	5	6	60%	76.9%
1 月	1 月 4 日	3	9	8	0	3	6	45%	69.6%
	1 月 7 日	3	9	8	0	1	5	30%	57.8%
	1 月 10 日	3	9	8	0	1	4	25%	8%

表中的数据表明小 Y 的任务实际达成率有时可以达到 90% 以上，任务的实际达成有效率有时也达到了 95% 以上，从中我们可以看出小 Y 的注意力始终集中在陶笛音乐教学活动中。但也有任务实际达成率达到 65% 以上，实际达成有效率在 75% ~100% 之间，其中 12 月和 1 月的达成率和有效率比较低，其原因在于任务难度加大，小 Y 的陶笛基础掌握得并不算扎实，任务难度的增加使其不能集中注意力在个训中，情绪也有稍微的波动。

2. 以孤独症儿童音乐治疗阶段模型为依托开展陶笛集体教学

对小 Y 进行集体陶笛音乐治疗的具体措施和方法如下：

所有参与治疗的同学（约 6 人）围成一个圈坐下，当陶笛演奏音乐开始以后，让音乐的音量始终保持低弱，以便容易听到彼此的声音。由老师引导一名成员说出他/她今天的情绪和感受，以及当时出现情绪的处理方法。当第一个人表达完成后，第二个人开始，以此类推，每一个成员都分享自己当天的情绪、感受以及当时的做法。接着，每个成员互相交换意见，聆听其他人在面对同一件事情、同一种情绪时的做法，在交换中共同成长。也可以鼓励成员伴随陶笛音乐跳集体舞，选择节奏感从柔和到强烈的陶笛音乐，随意用身体回应音乐，直到跳累为止。这种方式既能释放不良情绪，又能培养小Y积极的情绪。而且陶笛音乐治疗室不同于日常教室的环境，能使有攻击性的孤独症儿童感到舒适、安全，从而减少孤独症儿童攻击性行为。音乐治疗室中的图片视觉化刺激，让小Y更好地理解自己需要完成的课堂任务，按照自己学习的进度完成并逐步体验成功的滋味，学会独立。建立个人陶笛音乐课程表，使小Y提前了解陶笛音乐学习顺序、完成时间，将重要的内容清晰展示出来，让她明白自己的学习范围。采用在课桌上放置学习任务卡的形式，建立起完成任务的条件反射。在陶笛集体音乐治疗中，不仅有效舒缓她的紧张情绪，还让她与周围人建立了联系，克服交往障碍。

3. 保障陶笛音乐治疗的外部融合环境支持

表5-6为小Y参与部分社会活动和进行陶笛表演的情况表。

表5-6　小Y参加部分社会活动和进行陶笛表演情况表

项目类别	活动名称	活动时间	活动情况	预计参与人次	实际参与人次	累计完成比例
以陶笛为载体的孤独症儿童音乐治疗教育实践研究	陶笛教学	每周一、二、四上午8点半到10点半	特殊学校普及教学	160	144	90%
		每周一、三下午2点半到4点半	随班就读的启蒙班、初级班教学	30	15	50%
		每周六上午9点半到11点半	特普融合中级班教学	15	10	67%

(续上表)

项目类别	活动名称	活动时间	活动情况	预计参与人次	实际参与人次	累计完成比例
以陶笛为载体的孤独症儿童音乐治疗教育实践研究	参加公益活动（阜沙水乡艺术团2018年下乡演出活动）	10月2日	小Y参加演出，表演陶笛独奏《阿里山，你可听见我的笛声》	400	300	75%
	参加国内举办的演出和比赛	11月16日	小Y参加第一届少儿南方之星艺术盛典颁奖晚会	9	9	100%
		11月24日	参加北京师范大学香港浸会大学联合国际学院财务达人秀	3	3	100%
		1月2日	广府庙会慈善音乐会	3	3	100%

（五）陶笛音乐治疗结果

1. 促进了个案小Y较为良好的情绪行为的产生

情绪行为障碍是制约孤独症儿童社会适应能力发展的主要障碍，以陶笛为载体的音乐治疗是孤独症心理治疗的一种表现形式和手段。陶笛音乐能直接作用于下丘脑和边缘系统等人脑主管情绪的中枢，能对人的情绪进行双向调节。在陶笛音乐治疗过程中，首先引导孤独症儿童进入放松状态，然后播放根据儿童的具体情况特别选编的陶笛音乐，清新健脑，引导孤独症儿童表达兴奋、沮丧、快乐和生气的情绪，改变其较为负面的精神状态。针对个案小 Y 陶笛音乐治疗实践表明，个案在陶笛音乐的环境下大多呈现出愉快或者稳定的情绪。教师记录个案小 Y 在接受音乐治疗后负性情绪发生的次数、攻击他人行为的次数，都呈现出下降的趋势。陶笛音乐可以缓解消极情绪，让小 Y 变得开心开朗。教授小 Y 吹奏陶笛，可以让她发泄内心的压抑情绪。

经过陶笛音乐治疗前的观察阶段和 3 个多月的干预，小 Y 的情绪行为问题出现的次数逐渐下降，收集的数据如图 5－1 所示：

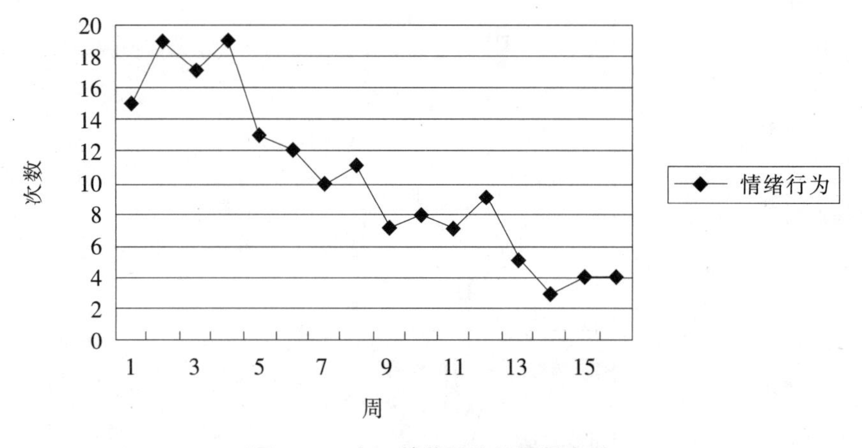

图 5－1　小 Y 情绪行为问题频率图

2. 增强了小 Y 的自信心，为她进一步融入社会打下基础

小 Y 参与各种公益活动和大型比赛，其中她在广东省少儿春晚才艺大赛决赛中获金奖；在南方之星少儿迎春晚才艺大赛中获金奖；在中山市少儿春晚陶笛合奏中获银奖；在广东省少儿春晚选拔赛中荣获金、银奖；在“童心故事会 2020 年度汇演”中获得优秀奖等。2023 年 6 月，她成为中国特奥女子篮球队一员，代表中国参加第十六届世界夏季特奥会传统特奥女子五人制篮球赛，勇夺铜牌。赛后，小 Y 的妈妈发信息给伍俏霞老师，说小 Y 练习篮球的专注力和要赢得比赛的竞争意识都是因为学习了陶笛，在

学习过程中提高了稳定情绪的能力，提升注意力；在参加大大小小的陶笛比赛中有了竞赛意识，所以在篮球场上才知道去拼搏努力。在对小 Y 进行陶笛音乐治疗教育实践的过程中，她从最初与人交流存在障碍到主动与他人聊天，在舞台上充满自信，再到获得一个个与陶笛、绘画和体育相关的奖项，从中收获了自信和成长，这也为她进一步融入社会打下坚实的基础。

二、项目式学习案例

项目式学习（Project-based Learning，简称 PBL）是一种动态的学习方法，学生通过 PBL 主动探索现实世界的问题和迎接挑战，在这个过程中领会更深刻的知识和技能。项目式学习旨在锻炼学生的创造力、团队合作能力和领导力、动手能力以及计划和执行项目的能力。

现在以课程纲要第一单元陶笛入门的项目式学习开展为例，阐释陶笛音乐治疗课程与其他学科和主题活动课程的融合。

项目名称：走进非物质文化遗产——陶笛

（一）教学目标

知识与技能：

（1）初步了解陶笛的发展历史，提高学生对信息的收集、分析、处理能力。

（2）通过分组合作，实地调查和交流总结探究陶笛对学生的影响，发展学生的语言表达能力和合作能力。

（3）能够通过实验了解陶笛的音调音色和发音方式，在实验中锻炼学生的探索发现能力和动手操作能力。

（4）初步了解陶笛的基本知识，通过反复揣摩、练习吹奏简单的陶笛乐曲，初步赏析陶笛乐曲，发展学生的音乐鉴赏能力。

（5）基本掌握陶笛的演奏知识，结合个人对乐曲的理解，发散思维，参与演出乐曲的编排，能与他人合奏演出简单的陶笛乐曲，并进行宣传推广，提高学生的自信心和社交能力。

过程与方法：

（1）在学习陶笛的过程中，能体会中华民族独特的情感表达方式以及独特的美学追求，激发学习中华优秀传统艺术的愿望，增强保护与传承非物质文化遗产的意识。

（2）整合各学科教学内容，围绕学生的核心素养，突破学科界限，弱化音乐专业知识，融通美术、历史、语文、音乐等课程资源，重构课程内容，突破学科形式，拓宽学生视野，倡导以活动化、体验式的项目引导学生形成主动学习习惯，培养探究意识，提升学生的学习能力。

（3）通过自主、合作、探究的学习方式，关注不同的学习需求，激发问题意识，让学生在自主学习、小组讨论、生生互学中增强团队合作意识。学生通过自主查找资料、实地走访、表演汇报等实践活动了解陶笛的历史文化，以感知—理解—体验—创造为主线，课内和课外双重结合，拓宽学习渠道，丰富学习形式，实现学习效果。

情感态度价值观：

学生在接触、体验、演奏陶笛的过程中，感知中华优秀传统文化的魅力，激发内心对其的喜爱之情，增强中华文化认同感，激发爱国情怀，陶冶道德情操，树立民族自尊心、自信心和自豪感。

核心素养：

围绕核心素养，综合运用所学知识，结合实际开展多种形式的陶笛项目式学习活动，丰富学生的知识积累，提高学生的传统文化修养，弘扬中华美育精神，培养其文化艺术传承能力与创新能力，在此基础上形成正确的价值观、人生观和审美观。

（二）项目实施过程

驱动性问题作为项目式学习的关键，联结学习目标和项目任务，驱动性问题贯穿了整个项目学习的始终，尤其对于特殊学生而言，设计驱动性问题不仅要激发他们的学习兴趣，更要引导他们探究寻找解决问题的方案。由于特殊学生的身心发展存在障碍，在创设情境时教师要结合学科性质、特点，采取灵活的导课方式，要充分考虑特殊学生的学习经验和能力特点，充分调动特殊学生的积极性。因此，本项目着眼于学生的实际生活，从学生熟悉的校庆演出入手，播放校庆陶笛演奏片段，然后教师展示并演奏陶笛乐器，引导学生观察陶笛乐器，从视觉、听觉、触觉等多感官调动特殊学生的课堂积极性，吸引特殊学生的注意力，提高他们的课堂专注度。教师通过课堂活动和一系列问答的探究与引入，引导孤独症学生带着问题欣赏音乐，让特殊学生能够直观感受陶笛音乐的艺术魅力。

表 5－7 项目实施过程

驱动问题背景	结合自己的已有知识和生活经验，你还想知道什么？
创设项目驱动问题	播放校庆陶笛演出视频，收集学生感兴趣的问题，经过探究梳理，创设如下驱动问题： 你认识陶笛乐器吗？ 为什么陶笛是我国的非物质文化遗产？ 陶笛是怎样制作的？陶笛是怎样发声的？ 你平时听过陶笛音乐吗？陶笛音乐是怎样演奏的？
确定项目驱动问题	你能尝试用陶笛演奏一首曲子吗？

子项目一：追根溯源——陶笛的历史文化背景

1. 明确任务，制订计划

（1）明确任务。

由于特殊学生的学习自主性差，思维能力处于具体形象阶段，思维模式刻板固化，缺乏想象力和创造力，因此教师需要在特殊学生学习过程中逐步分解驱动性问题，直观呈现问题，使学生易于理解和接受，并在过程中建构学生的认知能力，提高学生信息检索和整理能力，培养学生探索问题的能力。

教师在课堂上提出驱动性问题之后，引导学生思考以下问题：为什么要用陶笛演奏？为什么陶笛被称为我国的非物质文化遗产？

（2）研究计划。

为了方便特殊学生了解学习内容，教师除了对特殊学生进行个别指导之外，还为特殊学生制订了研究计划作为任务支架，让学生从自己的学习兴趣出发，既可以从给定的主题中了解陶笛的历史文化背景，也可以进行自主探究，研究与陶笛历史文化背景相关的研究主题，满足特殊学生的个别化教学。

研究计划不仅是任务支架，也是开展活动的基础和前提。可视化的研究计划不仅能够让特殊学生明确自己的学习任务，也能让特殊学生家长了解学习内容，同时对特殊学生进行有效指导，从而保证学习效果。

走进非物质文化遗产——陶笛项目活动计划

陶笛文化历史背景研究

请你挑选一个最感兴趣的题目并打“√”。

我最想研究：

（　　）什么是非物质文化遗产？

（　　）陶笛名字的由来。

（　　）陶笛的种类。

（　　）陶笛的材质。

（　　）陶笛的起源。

（　　）陶笛与中国文化。

以上题目我都不感兴趣，我想研究的是（　　　　　　　　　）

我的题目：

我的研究内容：

我的研究过程：

（1）第一步：

（2）第二步：

（3）第三步：

研究时间：

研究方法：

需要的支持：

成果展示形式：

可能遇到的困难：

2. 搜集资料，整理分析

（1）搜集途径。

学生通过回忆自己的实际经验、访谈相关学科老师、与父母共同阅读绘本书籍、上网查阅资料等方式，搜集陶笛的历史知识。

（2）整理资料。

鼓励特殊学生使用思维导图、文字、图表、手抄报等多种方式对收集的资料进行简单整理，帮助学生拓展和发散思维。

（3）交流分享。

举办陶笛文化分享会，让每个学生介绍并展示自己的学习成果，形式丰富多彩。

有的学生在查阅资料的过程中有所思考，将自主探索到的陶笛相关知识内化总结，用思维导图的形式整理了陶笛发展史，建构陶笛的历史文化体系；有的学生通过查阅资料对搜集到的信息进行简单处理，用手抄报等方式介绍自己对陶笛起源的基本了解；也有的学生在家长老师的辅助下搜集相关资料，用图片解说等方式呈现自己的学习成果。

3. 撰写报告

通过师生、生生交流，教师对每个学生的学习成果进行评价，对学生的错误知识点或疑问进行纠正、解答和补充，并撰写研究报告。

关于××××的研究报告

姓名：

1. 问题提出：

2. 研究方法：

3. 资料整理：

4. 研究结论：

子项目二：实地调研——陶笛对我们的影响

1. 明确任务，制订计划

（1）明确任务。

在特殊学生查阅资料探索了解陶笛的历史文化背景后，教师在课堂上引导学生进一步探究：陶笛对我们的影响。

（2）小组分工。

实地调研之前，教师要根据学生的特点将学生分组，为了便于帮扶合作，调查小组的构成要遵循“组内异质，组间同质”的原则。

（3）调查计划。

特殊学生习惯孤立地理解信息，缺乏思考能力，无法独立解决问题，因此，教师在实际解决问题的过程中，要帮助特殊学生分析问题，启发特殊学生解决问题的思路和方法，积极引导特殊学生开展实地调研，在过程中建构学生的操作能力，积极引导特殊学生养成先思考再行动的学习习惯，锻炼学生解决问题的能力。教师协助学生制订调查计划，明确小组成员分工、调查内容、调查方法、所需支持、展示成果，并努力解决小组调查过程中可能遇到的困难，保障所有学生都能参与调研任务。

为了启发学生解决实际问题，教师引导学生以中山市特殊教育学校为例开展实地调研活动，各小组分别对学校陶笛音乐教师、陶笛社团的学生家长和陶笛社团的学生进行实地调查，从不同的视角调研陶笛对我们的影响。

走进非物质文化遗产——陶笛项目活动计划

陶笛的影响和意义调查计划

小组名称：　　　　　　　　　　小组分工：

我的调查过程：

（1）第一步：

（2）第二步：

（3）第三步：

调查对象：

调查方法：

需要的支持：

成果展示形式：

可能遇到的困难：

2. 搜集资料，整理分析

（1）收集途径。

让学生通过发放问卷、录制访谈视频等形式收集调查资料。

（2）整理资料。

让学生对调查收集到的资料进行简单的统计整理。

（3）小组交流。

召开“陶笛对学生的影响”报告会，让每个小组汇报和展示自己的调研成果。

调研陶笛音乐教师小组收集了中山市特殊教育学校陶笛学生的奖状证书等荣誉；调研陶笛社团学生家长小组收集了学生学习陶笛前后变化的调查问卷；调研陶笛社团学生小组收集了学生的访谈视频等。

3. 撰写报告

由于特殊学生的抽象思维薄弱，缺乏概括和分析能力，在学生实地调研之后，教师要协助学生及小组对收集的资料进行适当分析、概括和总结。师生、生生交流之后，小组分工完成研究报告。

关于××××的调查报告

小组名称： 小组分工：

1. 调查时间：

2. 调查地点：

3. 调查对象：

4. 调查方法：

子项目三：身体力行——奏响初音

1. 实验探究如何吹奏陶笛

（1）明确任务，小组分工。

通过前面的学习，在了解陶笛的历史文化背景和陶笛的积极影响的基础上，教师带领学生继续走进陶笛，开展实验探究陶笛的发音方式。在开展实验之前，教师要根据学生的特点将学生分组。为了便于帮扶合作，调查小组的构成要遵循“组内异质，组间同质”的原则。

（2）自主实验探究。

为了有效完成学习任务，教师设置了实验单工具支架来辅助特殊学生，学生按照实验单工具支架的提示，按照实验步骤，通过观察和体验吹奏真实的陶笛，开展实验探究如何吹奏陶笛，进行实验操作，并记录实验结果。教师在学生进行探究时要适时巡回指导，及时解答学生的问题，保障每个学生都能参与学习。

（3）交流总结。

经过观察、实验和探究之后，各小组就自己的实验探究结果进行汇报，经过师生交流、生生交流，实验探究过程保障了全员参与，程度较好的学生能够自主探究出如何吹响陶笛以及影响陶笛音调变化的原因，程度中等的学生能够按照实验单工具支架提示探究如何吹响陶笛，程度较弱的学生能够在教师的辅助下吹响陶笛。

陶笛的发音实验单

小组名称：　　　　　　　　　　　　　　小组分工：

实验步骤：

请你描述陶笛的外观：

请你直接对着陶笛的孔洞吹，可以吹响吗？

请你直接对着陶笛的哨口吹，可以吹响吗？

请你先直接对着陶笛的哨口用力吹，再对着陶笛哨口轻轻吹，两次的声音一样吗？

请你用手按住后面的孔洞对着哨口吹，可以吹响吗？

请你把所有的孔洞全按住对着哨口吹，可以吹响吗？

请你先用手按住后面的孔洞对着哨口吹，再把所有孔洞全按住对着哨口吹，两次的声音一样吗？

实验结果：

你的发现：陶笛的发音与什么有关？

2. 自主练习体验吹奏陶笛

（1）汇编陶笛入门微课。

学生通过实验探究如何吹奏陶笛之后，教师在课上通过微课让学生学习陶笛的基础知识、演奏技巧、基本指法、陶笛入门曲目赏析等陶笛入门知识。由于特殊学生的身心发展存在障碍，教师在选择陶笛教学资源时应当弱化抽象的专业乐理知识，以直观、具体、形象的方式呈现教学。教师录制的教学微课不仅包括陶笛乐曲，还包括陶笛曲目对应的教学视频，方便特殊学生开展陶笛学习。

（2）陶笛演奏单。

在习得基本的陶笛入门知识后，教师让学生根据自己的兴趣从陶笛入门曲目微课中选定自己喜欢的陶笛曲目，对照微课教学视频进行自主练习。为了帮助孤独症学生更有针对性地自主练习，教师设计了可视化的陶笛演奏单任务支架，进行个别化指导辅助学生开展陶笛学习。陶笛演奏单包括演奏的曲目、曲风、基本指法、演奏技巧、注意事项等，也便于家长进行辅助支持，在不断学习探索中建构孤独症学生对演奏曲目的基本认知能力。

（3）自主练习。

学生掌握了一定的演奏知识后，可以在课后尝试按照微课和演奏单的提示进行多次练习，并录下自己的演奏视频上传到班级群中，师生线上对学生陶笛演出的音准、节奏、技巧、乐感、台风等进行评价，对照教学视频，提出改进意见。学生根据指导建议再次练习，在反复练习中增强自己的操作能力，提升其解决问题的能力。

（4）陶笛个人赛。

教师组织学生在班级内举办奏响初音陶笛比赛，让学生现场演奏自己选择的陶笛曲目，进行师生、生生交流点评。教师经过打分表和学生互选的方式选出优胜者并举行颁奖仪式，教师在设置奖项时要以鼓励的眼光看待每个学生，根据学生特点设置不同类别，如最佳演奏奖、最佳曲目奖、最佳表现奖等，让每个孩子都感受到成功的喜悦。

子项目四：陶笛的传承与推广

通过前面阶段的学习，学生已经对陶笛有了初步了解，在此基础上，教师带领学生开展“星瑶乐韵”校外陶笛采风活动。

本次采风活动的目的地是全国民族风俗风情旅游重点线路——富川瑶族自治县涝溪源寨。特殊学生能够与当地学生展开互动和交流活动，提高其团队合作和社会交往能力。普特融合走进陶笛，共同制作陶笛，演奏陶笛曲目，感受陶笛文化的艺术魅力和重要意义，增进陶笛文化的宣传和推广。

1. 采风准备

（1）确定采风活动计划。

在实地开展采风活动前，教师根据学生的兴趣爱好，收集学生关于采风活动的建议，确定采风活动计划。采风计划是采风活动的基础和前提，特殊学生能够更加明确任务，保证活动效果。

（2）采风活动准备单。

在采风活动开始前，教师遵循“组内异质，组间同质”的原则，根据特殊学生的特点将学生分组。教师为特殊学生布置了采风活动准备单作为任务支架，通过小组分工，引导学生自主学习采风活动计划，并以小组为单位完成采风活动准备单，通过组间交流，教师带领学生再次强调巩固，让特殊学生做好采风活动前期的准备工作，保障全员参与。

“星瑶乐韵”采风活动准备单

组名： 分工：

我们本次采风活动的地点在哪里？

我们本次采风活动时间是什么时候？

本次采风活动我们选择什么交通工具去？坐高铁的程序是什么？

我们需要准备什么物品？

在公共场所我们需要注意哪些事项？

2. 采风活动

（1）观摩制作陶笛。

①明确任务。

教师首先带领特殊学生到现场观摩制作陶笛的过程，邀请当地的陶笛师为孩子们讲授制作陶笛的整个流程，然后让学生身体力行地体验装饰陶笛的过程，领略陶笛作为民族乐器的独特魅力。

②分工合作。

教师遵循“组内异质，组间同质”的原则，对学生进行分组，鼓励学生发散思维，发挥想象力，各小组间相互合作，完成自己的独特陶笛设计。

③交流展示。

进行组间交流展示活动，由小组代表展示组内成果，小组成员可以进行补充完善，小组展示后教师组织引导学生对自己的作品进行修饰完善，邀请陶笛师对学生的作品进行评价，表扬先进，鞭策后进。

（2）陶笛赏析。

①陶笛乐曲赏析。

富川瑶族自治县涝溪源寨当地的教师和学生演奏多首陶笛乐曲，学生集体赏析。

②交流分享会。

富川瑶族自治县涝溪源寨当地教师分享学校陶笛的发展情况。

（3）普特融合陶笛音乐会。

教师将带领特殊学生与富川瑶族自治县涝溪源寨当地的普通学生相互合作，共同演奏陶笛。举办一场陶笛融合音乐会，邀请当地陶笛音乐教师与家长聆听，为学生搭建展示成果的平台，感受陶笛文化的重要意义，增进陶笛文化的宣传和推广，实现学生对我国的非物质文化遗产——陶笛的传承。

①分工合作，确定演奏曲目和方式。

首先，教师根据学生的能力水平分组，保障每组特殊学生和普通学生的数量，接着让每组学生根据自己的兴趣与小组整体的演奏水平确定自己小组的陶笛曲目和演奏方式。为方便分工合作，教师设置了小组演奏单来帮助学生明确自己的演奏任务，为了保障特殊学生的有效参与，教师要协助每个小组完成演奏单。

陶笛音乐会小组演奏单

组名：

分工：

演奏曲目：

演奏方式：

②小组排练，发散思维。

教师在小组排练过程中要不断对陶笛演出音准、节奏、技巧、乐感、台风等进行巡回指导，提出改进意见，同时启发和鼓励普通学生发散思维，发挥想象力和创造力，带领特殊学生对所选曲目进行改编和创编，丰富传统民乐的表现形式。

③展示推广。

开展普特融合陶笛音乐会，展示练习成果，进行普特师生、生生交流点评，增进陶笛文化的宣传和推广。

④交流分享。

采风活动结束后，教师和学生一起回顾“星瑶乐韵”校外陶笛采风活动历程，让学生通过采风手账、手抄报、美术作品、采风日记等形式交流分享自己在活动中的所思所学。

项目式学习的最后，教师总结：像陶笛一样的非物质文化遗产还有很多，我们应思考如何继承和发扬这些优秀的传统文化，引导学生将学到的对传统文化的探索和传承精神迁移到下次学习中。此阶段能够提升与巩固学生的认知能力和操作技能，同时通过小组分工、跨学科活动，培养学生的想象力和创造力、与他人合作的精神和反思意识。

（三）项目学习成果与评价

1. 项目学习成果

为了让学生了解和学习我国的古老乐器陶笛，我们把驱动问题“学会用陶笛演奏一首曲目”分解为：你认识陶笛乐器吗？为什么陶笛是我国的非物质文化遗产？陶笛是怎样制作的？陶笛是怎样发声的？你平时听过陶笛音乐吗？陶笛音乐是怎样演奏的？每个问题对应一个子项目，循序渐进地引导学生通过查阅资料、调查学习陶笛的文化历史背景，了解陶笛的文化起源；通过调查走访和统计分析，交流总结陶笛的积极影响，探究陶笛的价值功能；通过实操体验陶笛的音调与发音方式，身体力行吹奏陶笛；通过普特融合陶笛采风活动，提高学生的团队合作和社会交往能力，传承陶笛文化。

教师跟进项目实施进度，了解学生各阶段的学习状态，在研究阶段尾声及时组织学生汇总、整理、筛选研究成果，讨论合适的展示方式，制订展示方案，做好分工，鼓励学生通过研究报告、调查报告、实验单、演奏单、采风活动准备单、演奏视频、手抄报、美术作品、采风日记等多种形式展示成果，各小组做到全员参与。

2. 项目评价

项目式学习离不开效果评估，本次项目学习通过对特殊学生进行访谈、根据《“实地调研陶笛对我们的影响”项目活动过程评价表》《“走进非物质文化遗产——陶笛”项目学习综合评价表》等对学生的学习情况进行全面的总结和评价，让学生关注自身与小伙伴的成长，感受团队合作的荣誉感、自我成长的满足感、硕果累累的成就感。

表5-8　“实地调研陶笛对我们的影响”项目活动过程评价表

完成项目式学习的任务，是一件很有挑战性的事情，请你对活动做一个整体的总结	1. 请用几句话简单地概括整个活动的体验。
	2. 过程中有遇到难以解决的问题吗？是什么导致的？
	3. 你认为自己在整个项目中完成得最好的部分是什么？
	4. 在挑战中，有没有发挥出自己某项潜能？跟同学们合作愉快吗？
	自我评价：
	小组评价：
	教师评价：

表5-9　“走进非物质文化遗产——陶笛”项目学习综合评价表

项目评价	自我评价	小组互评	教师评价	家长评价
项目设计				
项目实施				
项目总结				
知识建构				
合作能力				
思维发展				
信息素养				
体验实践				

（四）成效和反思

项目式教学实施以来，已达到以下几方面的效果：

1. 充分发挥学生的主动性和创造性

各种教育资源置于学习者的主动控制之下，使学习成为自我创造式的活动，为学生提供了新的与世界联系的方式，而非仅仅通过教师进入世界。

2. 满足学生个性化的需要

学生可以自由选择自己感兴趣的研究主题，可以和自己兴趣相投的同学自由组队；可以选择自己喜欢的时间，可以选择合适自己的学习方式；可以选择适合自己学习的空间，可以选择自己喜欢的作业形式。项目式教学没有统一的标准答案，拓展了学生的思维，同时，几乎每个项目都设置了任务支架，最大限度实现差异性教学和个别化教学。

3. 提高了学生的自信心

通过独立探索解决问题，打破了传统文化的课堂与课外界限，教学内容不局限于陶笛演奏本身，还围绕陶笛的文化起源、价值功能、传承与创新等全方位进行深入教学，内容丰富。我们的学习不仅仅针对陶笛乐器本身，还培养了学生自学能力和解决问题的能力。课堂结束后，很多学生还在用这样的形式探索我国的其他传统文化。

4. 锻炼了教师的能力

教师作为学习的引导者，需要查找资料，深入了解项目式学习的流程，对于学生在项目学习中遇到的问题，也要及时给予指导。由于项目式学习常常要跨学科合作，因此教师要与各科教师充分协调，不断提升自己的专业能力。

项目反思：

特殊学生需要限定探索主题，可能导致学习效率低下，要注意把握项目中教师的引导作用，既要适当引导，又要给学生充分空间。

三、综合实践主题活动——“星瑶乐韵”研学之旅

（一）活动背景

本着引导孤独症儿童表达心中平和、理想、互爱的理念，提高他们融入社会、服务社会的意识，在广西壮族自治区贺州市富川瑶族自治县长乐康美养生有限公司大力支持下，中山市特殊教育学校陶笛工作室开展“星瑶乐韵”研学旅行，认真落实《中小学综合实践活动课程指导纲要》的精神，培养学生的社会责任感和实践能力，落实立德树人的根本任务，推动学校教育与社会实践相结合。“星瑶乐韵”研学之旅是在传统研学旅行活动的基础上，又结合了以陶笛为载体的孤独症儿童音乐治疗采风活动，让孤独症儿童在旅行中陶冶情操，拓宽视野，增长见识，体验不同的自然和

人文环境，加深与自然和文化的亲近感，培养他们生活自理的能力、自立自强的精神、热爱生活的态度。

（二）活动主题

“星瑶乐韵”研学之旅。

（三）活动目的

（1）通过研学旅行活动，使孤独症儿童感受和了解公共交通的基本程序，理解并尊重公共交通场所的基本行为规范，形成基本的公共交通礼仪。

（2）通过感受贺州市富川瑶族自治县涝溪源寨的山清水秀，在鲜花盛放、清新空气的自然环境中，舒缓孤独症儿童的负面情绪和刻板行为。

（3）通过与农村的孩子们一起学习，体验不同的生活方式，在一对一的牵手交友活动中培养孤独症儿童社会交往的礼仪与能力。

（4）通过引导孤独症儿童自己去农贸市场买菜，自己动手做饭、洗碗、收拾房间、洗衣服，培养处理生活基本事务的能力，培养学生实践体验和团队协作能力。

（5）增强孤独症儿童体魄的同时，培养他们的意志力和吃苦耐劳的精神。

（6）在面朝森林与河流的自然环境里，开展亲子吹奏陶笛教学活动，在回音中感受陶笛音乐治疗带来的平静与心旷神怡，舒缓心情，陶冶情操。

（7）通过参观富川瑶族自治县的博物馆、红色根据地的抗日战争指挥部，加强对孤独症儿童的历史文化熏陶，引导孤独症儿童热爱祖国，缅怀革命先烈，形成国家认同的思想，并通过亲身实践感受当地特色的人文环境。

（四）活动参与人员

中山市特殊教育学校陶笛工作室的孤独症学生、教师及家长，富川瑶族自治县涝溪源寨的孩子们。

（五）活动场所

广西壮族自治区贺州市富川瑶族自治县涝溪源寨。

（六）活动课时

本次综合实践活动采取弹性课时制，课内与课外相结合。部分设计和交流的工作需要教师指导或全程跟踪，将综合实践课时集中与分散使用。活动时间：2018 年 8 月 13 日至 8 月 19 日。

（七）活动方法

野外考察、生活体验、陶笛音乐治疗、情感体验、动手操作。

（八）协办单位

广西壮族自治区贺州市富川瑶族自治县长乐康美养生有限公司

广东省中山市博和陶笛养生研究中心

（九）活动实施

1. 活动实施保障

（1）成立筹备组委会。建立研学旅行领导小组，严格分工，明确职责，统筹安排各项工作。

（2）确定研学线路。组委会在听取家长意见和充分调研的基础上，确定研学线路，明确研学主题。

（3）制订活动计划。组委会认真研究《中小学综合实践活动课程指导纲要》，制订活动具体的实施计划，包括活动时间、费用、路线、内容、分工、学生名单等。

（4）充分宣传。通过多种网络渠道告知家长研学旅行的意义、时间安排、出行线路及收费项目和标准等，学生和家长本着自愿的原则报名参加研学旅行。

（5）做好安全准备工作。根据活动线路，制定安全保障措施，对学生进行安全教育，强化安全意识，明确家长和教师的职责。

（6）强化过程管理。对活动各项细节都要提出明确要求，保证每个学生至少有一位教师或者家长全程跟随，并参与学生的管理、指导、评价等工作。

2. 活动实施过程

活动1：研学准备我能行

（一）研学目标

1. 通过前期宣传、知识储备及互动准备，使学生和家长了解本次研学的主要内容，从而为研学做好准备。

2. 通过准备活动调动学生的积极性。

3. 通过准备活动使学生树立安全、环保、自护、合作、团结等意识。

（二）研学内容

研学旅行宣传、知识储备、活动准备。

（三）研学过程

在开启研学旅行之前，请同学们在教师和家长的指导下对研学内容进行必要的了解，并做好相关的准备工作。

活动2：研学途中学知识

（一）研学目标

1. 学习文明旅行、文明出行、文明就餐等礼仪知识。

2. 了解富川瑶族自治县的环境、文化等有关知识。

3. 激发学生热爱祖国、热爱大自然的热情。

（二）研学内容

1. 介绍行程、讲解行程中的注意事项。

2. 学习文明礼仪知识。

3. 了解富川瑶族自治县的自然环境。

4. 了解富川瑶族自治县的人文文化。

活动3：日常生活学知识

（一）研学目标

1. 培养孤独症儿童社会交往、与人交流的礼仪与能力。

2. 培养孤独症儿童处理生活基本事务的能力，提高其生活自理能力，培养其自立自强、热爱生活的精神，培养其实践体验和团队协作能力。

（二）研学内容

1. 与当地的孩子们举办一对一的牵手交友活动，一起学习体验不同的生活方式。

2. 在教师和家长的引导下，自己去买农贸市场买菜，自己动手做饭、洗碗、收拾房间、洗衣服。

（三）研学过程

1. 孤独症儿童与当地正常小朋友一对一结对子，相互认识，自我介绍。

2. 参观当地村落。

3. 到结对子小伙伴家里参观。

4. 体验小伙伴一天的生活。

5. 学会独立生活。

（1）自己去买菜。

（2）自己准备食材。

（3）自己做饭。

（4）自己洗碗、打扫卫生。

（5）自己收拾房间。

（6）自己洗澡。

（7）自己洗衣服。

活动4：锻炼身体我成长

（一）研学目标

通过在优美的大自然里锻炼身体，增强孤独症儿童体魄的同时，培养他们的意志力和吃苦耐劳的精神。

（二）研学内容

早上爬山，呼吸新鲜空气。

下午游泳，感受戏水快乐。

（三）研学过程

1. 了解爬山和游泳过程中的注意事项。

2. 分组活动，教师和家长做好指导和安全保护。

活动5：吹奏陶笛我治愈

（一）研学目标

在面朝森林与河流的自然环境里，开展亲子吹奏陶笛教学活动，在回音中感受陶笛音乐治疗带来的平静，舒缓心情，陶冶情操。

（二）研学内容

1. 学习陶笛。

2. 陶笛演奏。

3. 分享陶笛。

（三）研学过程

1. 在大自然的环境中呼吸放松。

2. 在大自然的环境中学习陶笛曲目。

3. 在大自然的环境中和家长一起陶笛演奏。

4. 在大自然的环境中与结对子小伙伴分享陶笛，教小伙伴吹奏陶笛。

活动6：寻访红色根据地

（一）研学目标

加强对孤独症儿童的历史文化熏陶，引导孤独症儿童热爱祖国，缅怀革命先烈，形成国家认同的思想，并通过亲身实践感受当地特色的人文环境。

（二）研学内容

参观富川瑶族自治县的博物馆、参观红色根据地的抗日战争指挥部。

（三）研学过程

1. 参观富川瑶族博物馆。

富川瑶族博物馆位于县城瑞光园内，是广西县城一级最大的瑶族博物馆，馆内珍藏有许多瑶族服饰、生活用品和出土文物，是了解瑶族历史和文化的好去处。富川瑶族博物馆设计很有创意，馆身结构像一个“富”字，馆前的三座小桥像一个“川”字。

2. 参观红色根据地的抗日战争指挥部。

活动7：研学感悟和分享

1. 此次研学旅行，你对哪个方面印象深刻、感受较深？和大家分享一下。

2. 这次研学旅行，你有什么心得体会和感悟收获吗？你觉得对你以后的学习生活有什么影响？和大家分享一下。

3. 你喜欢研学旅行吗？你希望再次参加吗？如果下次参加研学旅行，你想去哪些地方？

瑶情笛韵

——我自发支教的故事

伍俏霞

时间在不知不觉中慢慢流逝，蓦然回首，我在广西富川的支教之路已踏入了第五个年头。大山的美丽风景让我迷恋，孩子们孜孜不倦的学习态度，家长们期盼的目光，更是常常萦绕在我的心头。

——题记

旅途驿站，结缘瑶乡

2016年的夏天，我随朋友到广西旅游，途经富川。富川瑶族自治县位于广西壮族自治区贺州市，地处桂、湘、粤三省（区）交界，古迹众多，历史文化悠久，民俗风情绮丽，山清水秀，自然景观奇特，森林资源丰富，是真正的天然氧吧、养生的天堂。

这里山清水秀、空气清新，让我们流连忘返！我们在富川的涝溪源寨找了一处民宿住下来，每天在山间吹吹陶笛，在溪水中玩耍，无比惬意。

以笛作桥，从心沟通

住了几天，我跟村民也慢慢熟络了，唠起了家常，我发现村里的孩子大都是留守儿童，一放假就无所事事，调皮的孩子经常会在村里搞些小破坏，让人头疼。我很好奇，为什么他们都不去参加暑期兴趣班？村里的长老告诉我，孩子们都是爷爷奶奶在家看管着，一来没有这种意识；二来这里的师资缺乏，到城里学习不方便，也负担不起费用，所以只能是放养。

听着长老无奈的话语，朋友问我，既然你那么喜欢这里，不如在这里多住几天，组织一个短期的暑期陶笛班，把村里的孩子都集中起来，一起玩陶笛吧！孩子们会喜欢吗？他们会来学吗？我有些忐忑。村里的长老听闻，举手赞同，他说孩子们由他们来组织，场地他们来解决。

看着长老们热情地张罗着，我决定试试，让陶笛这颗艺术的种子在大山的瑶乡里播下。我赶紧联系供货商，购买了40个6孔陶笛。村里把革命根据地的旧址打扫干净，腾出了一间房作为上课教室。

陶笛悠悠，瑶情绵绵

2016年的8月1日，陶笛班开课了。原本以为他们自由惯了，不愿意学习，结果一来就来了30多个人，年龄从3岁到70岁，一下子把教室坐得满满的。看着一双双纯洁、好奇的眼睛，我知道自己的决定是对的！我从陶笛的起源说到现今的发展，将6孔陶笛的基础知识毫无保留地教给他们。

上课时间原定是一个半小时，中途休息三次，结果最后一次休息都没有。每当我想开口说休息时，看着孩子们那股高涨的学习热情，只能把话又咽回去了。

第一天的课，孩子们和那位70岁学员认真的态度深深地感动着我。下课后，村里的长老跟我说："没想到老师你的魅力这么大，孩子们都被你吸引着，一个半小时的课，没有一个开小差和捣乱的，真了不起啊！我还担心孩子们会把你气跑呢！”我说：“孩子们很好学，纪律很好，我想休息都不好意思提呢。”瑶村长老说：“老师你有所不知，我们村里的这帮孩子，平时在学校里是最调皮的，经常被投诉，学校的老师提起他们都摇头。我今天一直在外面看着，怕你万一管不住，我就进来帮忙管管，没想到，孩子到你手上居然乖乖地学习了一个半小时。”长老口中的调皮娃怎样也和今天认真学习的娃对不上号啊！看来陶笛的魅力实在是让人无法拒绝啊！课堂上还有一位70岁的爷爷，他是音乐爱好者，年轻时玩过口琴，由于生长在特殊的年代，他的音乐梦一直没法舒展。听闻有老师来教，所以就赶紧来上课了。看来只要心中有音乐，年龄就不是问题了，活到老学到老。

从那天起，村里的大树下、田野间、溪流旁都会时时传出陶笛的乐声，村里的设施再也没有出现被损坏的情况，村民都惊叹孩子们360度的转变。这就是音乐的魔力——陶笛的魅力！

最美夏天，因你精彩

这一年的夏天，阳光正好，夏日的晴空，挽着一丝淡淡的轻风，环绕那一抹云淡风轻的蔚蓝，安放一村舒朗的明媚。我在村里待了十多天，每天上、下午各开设一个半小时的陶笛课程，下课后孩子们带着我一起爬山玩水，我成了名副其实的孩子王。

要走的那一天，孩子们偷偷地往我包里塞花生和自家种的绿豆。其中最让我感动的是那两个热气腾腾的肉包子，那是那位叫阿春的腼腆小男孩送的，我知道他家家境不好，放学后还要帮家里放牛。他知道我今天要走，特意花了一块钱给我买了两个肉包子，那是孩子自己平时都舍不得吃的啊！

孩子们问：“老师，你还会来吗？我们会很想你的，你一定要再来！”“来！我以后放假就过来看你们！你们好好练习陶笛，我再来时可要考核的！”村里的长老说，从那时起，每个周末孩子们都会自发集中在曾经学习的教室里练习陶笛，一到放假就会追问长老，伍老师什么时候会来。

那年的夏天，我和富川涝溪的这帮孩子们因陶笛结下了这段情。从那时起，每年的寒暑假我都会回到涝溪村，延续瑶乡孩子们的陶笛梦。这一坚持就是五个年头，现在第一批学员已经长大了，幼儿成了小学生，小学生成了中学生，有的已经进入大学了。

有人问我，既没酬劳又没功绩，为什么还要坚持去？我说那是一种情怀，山里的孩子很聪明，他们很渴望学习乐器，他们的认真与执着深深地感召着我，感动着我，也升华着我。

愿这小溪水般的乐音，永远在深邃的山谷里回响！也许以后，大家在记忆深处偶尔想起，在百无聊赖的夏季，在清苦贫瘠的岁月里，那个来自广东中山的陶笛姐姐，犹如夜空中闪亮的星，让他们看到了艺术的光芒，让他们感受到梦想的力量，让他们走向大山之外更大更精彩的世界，步入幸福美好的人生殿堂。

四、乐陶普特融合综合实践活动

1. 活动目的

以推进中山市融合教育发展为契机，帮助特殊孩子融入社会，陶笛工作室的老师带领陶笛社团的学生走进中山市火炬高新技术产业开发区中心小学陶艺社团，让陶笛与陶艺碰撞出友谊之火，使特殊孩子在展示自己的陶笛艺术的同时能收获友谊，提高他们的自信心，提高他们的社会交往能力。

2. 活动时间

2019 年 6 月 11 日下午 2 点 30 分到 3 点 35 分。

3. 活动参与者

陶笛社团学生成员 11 名及家长 2 名，教师 2 名、开发区中心小学陶艺社团成员。

4. 活动流程

（1）参观开发区中心小学校园。

（2）陶艺融合活动。

开发区中心小学少工委副总辅导员兼陶艺老师于景潇老师展示了他手工制作的陶笛作品，并为我们精心准备了陶艺课。陶艺社团的学生们热情协助我们的特殊孩子完成作品，我们也给陶艺社团的师生们带来了精彩的陶笛表演。

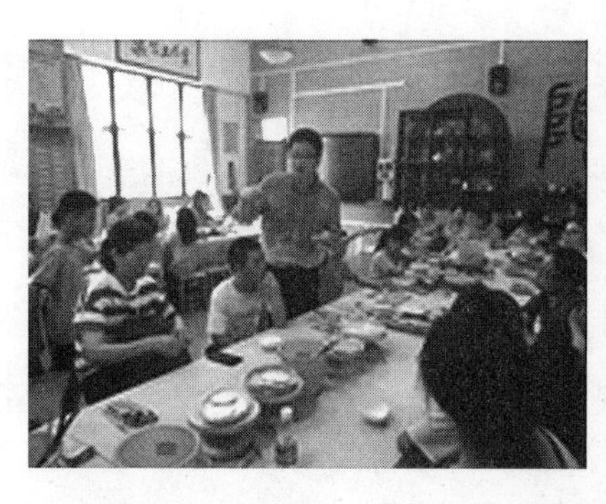
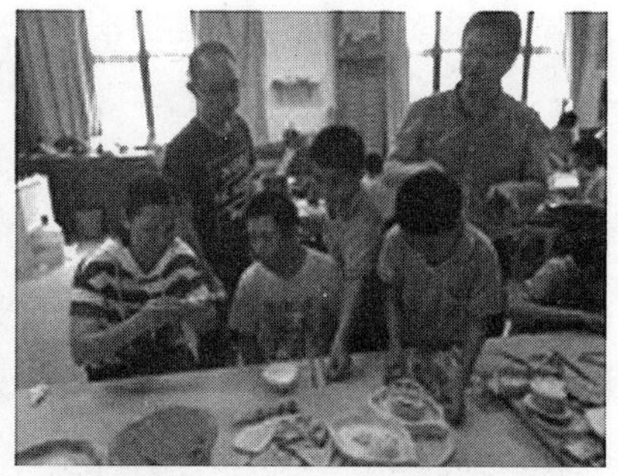

图 5－2　观摩陶艺制作过程

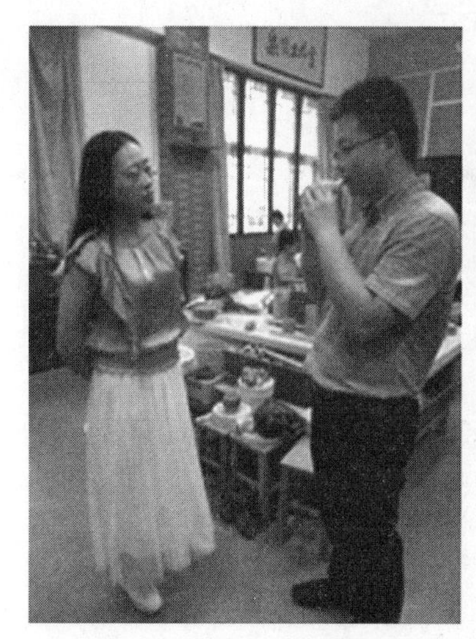
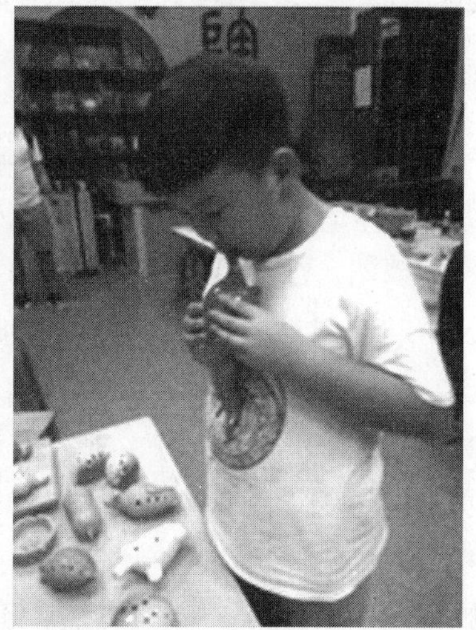

图 5－3　陶笛表演

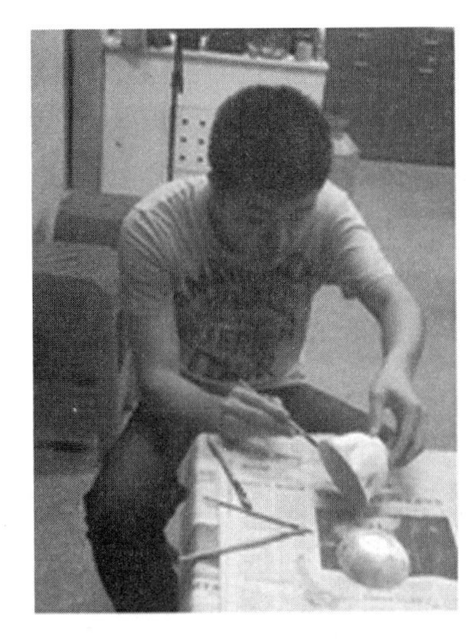

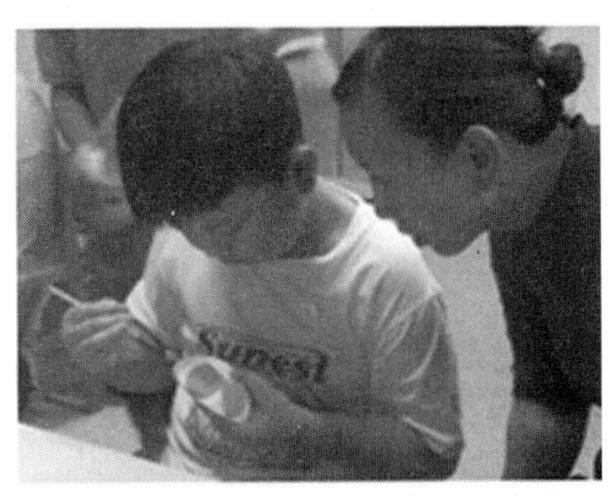

图 5－4　**学习制作陶艺**

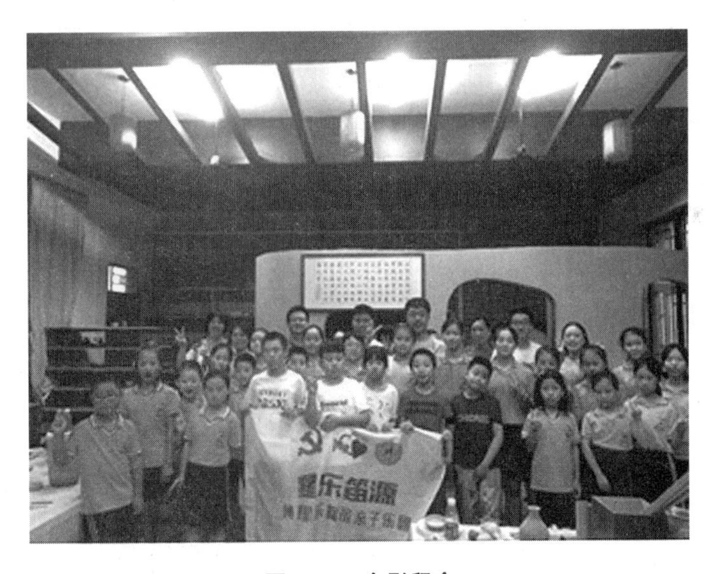

图 5－5　**合影留念**

这次活动得到了开发区中心小学的大力支持，陶笛音乐与陶艺制作和谐地融合在一起，寓意着我们的特普融合之路越走越宽广，同时我们也期待下一次的乐陶之旅。

第六章　孤独症儿童陶笛音乐康复融合课程

2023年7月，教育部、国家发展改革委、财政部联合印发《关于实施新时代基础教育扩优提质行动计划的意见》（以下简称《意见》），强调高质量推进融合教育，让广大特殊儿童青少年和普通儿童青少年在融合环境中相互理解尊重、共同成长进步，这是特殊教育发展的重要方向。可以说，融合教育是当今特殊教育发展的主要形式和必然趋势，各地积极响应号召，从课程内容和课程结构等方面推动融合教育发展。《意见》就“融合教育水平显著提升”进行了全方位部署，要求学校提升课程规划和教学实施质量。课程是全部教育目标的载体，学校教育的育人功能主要依靠课程方案的设计与实施来体现。显然，深化课程内容和课程结构改革，改变教学组织形式和方式等是推动融合教育发展的关键。但以上这些都要以接受融合教育的特殊儿童适应普通学校生活、有着良好情绪行为为前提和基础。目前在普通学校就读的孤独症谱系障碍儿童教育质量问题日益凸显，其中采用何种教育康复手段改善其情绪行为，增强孤独症儿童对普通学校环境的适应性，一直是特教教师关注的首要问题。在医学康复领域衍生出的“音乐治疗”以实证研究的结果表明其对孤独症谱系障碍儿童的康复有良好作用，也为融合教育提供了参考和方向。

随着融合教育的发展，音乐治疗或音乐康复与融合教育结合更加紧密，人们也越来越重视音乐在孤独症儿童身心发展方面的应用，以期改善孤独症儿童不良的情绪行为，帮助他们克服自卑，建立自信，为更好地融入社会做准备。音乐治疗领域已有文献显示，对孤独症谱系障碍儿童进行音乐治疗的研究主要集中在实施原则和应用两个方面，大多数研究都是通过正面假设，然后证明音乐治疗的补偿作用。2019年，我们尝试将陶笛音乐治疗课程在随班就读的孤独症学生中推广，使其更加具备普适性。我们在实践中发现，陶笛悠扬舒缓并且泛音较少的音色特点决定了其有一定的疗愈功能，陶笛音乐治疗课程可以提高随班就读孤独症学生的理解能力、语言能力和表演能力，改善其不良情绪行为，促使其逐步树立秩序感，融入常规化的学习和生活。加之陶笛的便携化和平民化优势，该课程在随班就读学校容易推广，这为特殊儿童全面发展、融入社会提供了广阔的空间和多元的可能性。2022 年，我们的“孤独症儿童陶笛音乐康复融合课程”获得广东省特殊教育精品课程建设项目立项。

一、课程建设原则

（一）融入社会为导向原则

陶笛音乐康复融合课程的最终目的是帮助孤独症儿童融入社会。在课程的建设过程中以融入社会为导向，帮助孤独症儿童在学习陶笛的过程中建立自信，改善情绪，提升语言沟通表达能力等。

（二）开放共建原则

开放共建原则是指在课程建设时要注重课程的生成性和共享性，要和合作学校共同探索，积累经验，总结方法，以开放的系统形式不断拓展、更新课程。

（三）课程活动化原则

孤独症儿童的思维大多处于前运算阶段，思维和操作性紧密相连，因此本课程的建设更加注重活动化。

（四）个性化发展原则

每个孤独症儿童都是一个独特的个体，有着个性化的教育需求和发展需要。在陶笛学习中不同的孩子有不同方面的优势，如有些孩子擅长旋律，有些孩子擅长节奏。课程的设计要关注孤独症孩子的个性特色和学习特征，提供多元、多层次的内容。

（五）实践性和体验性原则

传统的课堂式教学难以为孤独症儿童带来真实的实践感受和成功体验，难以帮助他们建立自信心。因此本课程着重强调实践和体验，并设计相关的多场景、多平台的课程内容，帮助孤独症儿童感受认可、体验成功的喜悦，培养充足的自信，更好地融入社会。

二、课程目标

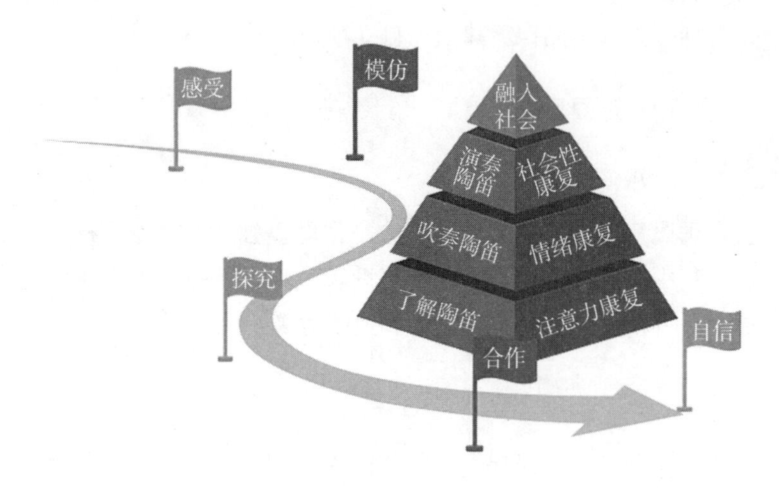

图6－1　课程目标

（一）总目标

孤独症儿童通过对陶笛音乐康复融合课程的学习，习得一定的陶笛演奏能力，并在学习过程中改善自身的核心症状，最终获得自信，提升生活品质，融入社会。

（二）二维目标结构

本课程主要从陶笛的演奏能力培养和孤独症儿童利用陶笛进行康复训练两个维度进行目标建构。

1. 陶笛演奏能力培养目标

陶笛简单易学，适合孤独症儿童学习，具备一定的陶笛演奏能力有助于孤独症儿童表现情绪、提升注意力、建立自信，因此学习陶笛演奏十分重要。本课程最终目的是帮助孤独症儿童融入社会。陶笛演奏学习是载体，课程的重点在于康复而不在于陶笛的演奏技巧，演奏目标的设置遵循由易至难的设计思路，每个阶段和水平都可以进行实践和体验。

表6－1　陶笛演奏能力培养目标

<table>
<tr><td rowspan="3">第一阶段</td><td rowspan="3">了解陶笛</td><td>认识陶笛</td><td rowspan="13">非洲鼓节奏训练贯彻始终</td></tr>
<tr><td>了解陶笛文化</td></tr>
<tr><td>欣赏陶笛乐曲</td></tr>
<tr><td rowspan="7">第二阶段</td><td rowspan="7">吹奏陶笛</td><td>吹奏基本姿势</td></tr>
<tr><td>吹奏音符</td></tr>
<tr><td>吹奏指法</td></tr>
<tr><td>跟随节奏吹奏</td></tr>
<tr><td>吹奏乐句</td></tr>
<tr><td>吹奏乐曲</td></tr>
<tr><td>吹奏技巧学习</td></tr>
<tr><td rowspan="3">第三阶段</td><td rowspan="3">演奏陶笛</td><td>合奏</td></tr>
<tr><td>社区表演</td></tr>
<tr><td>舞台表演</td></tr>
</table>

2. 孤独症儿童康复目标

本课程的最终目的是帮助孤独症儿童融入社会，在陶笛的学习中，通过乐曲的欣赏和表现、实践活动的参与、教学模式的引导，从注意力康复、情绪康复、社会性康复方面着手，帮助孤独症儿童更好地融入社会。

表6－2　孤独症儿童康复目标

<table>
<tr><td rowspan="3">注意力康复</td><td>注意稳定性</td><td rowspan="6">融入社会</td></tr>
<tr><td>注意持续性</td></tr>
<tr><td>注意分配</td></tr>
<tr><td rowspan="3">情绪康复</td><td>舒缓情绪</td></tr>
<tr><td>表达情绪</td></tr>
<tr><td>控制情绪</td></tr>
</table>

（续上表）

社会性康复	语言沟通	融入社会
	观察模仿	
	自主探究	
	相互合作	
	自信心建立	

三、课程教学基本主题活动安排

表6－3　课程教学基本主题活动安排

单元模块	主题	内容	实施目的	课时
第一单元：初步认识陶笛	陶笛世界	认识陶笛，了解其特点、结构、种类、流传区域及独特的音色	能说出陶笛的种类、能区分陶笛的音色	4
	欣赏陶笛乐曲	《故乡的原风景》：清新悠扬，心灵涤荡； 《千年风雅》：空灵纯净，清澈自然； 《童年的记忆》：童年的遐想； 《天空之城》：唯美旋律，动人心弦； 《永远同在》：进入灵魂的序曲； 《来自泥土的呼唤》：感受自然的旋律； 《心海》：灵气智慧，东方神韵； 《水心》：空灵悠远，滋润心灵； 《似夜流月》：远离尘嚣，至纯至美	感受陶笛乐曲的魅力	8

（续上表）

单元模块	主题	内容	实施目的	课时
第一单元：初步认识陶笛	随笛起舞	跟随陶笛乐曲拍手——演奏4分音符； 跟随陶笛乐曲打非洲鼓——演奏4分音符非洲鼓低音； 跟随陶笛乐曲打非洲鼓——演奏4分音符非洲鼓高音	注重音乐和节奏的结合、肢体动作的参与	14
综合实践活动	欣赏陶笛演奏会	《宗次郎陶笛独奏会》	欣赏音乐刺激多种感官，做有礼貌的听众	2
第二单元：奏响陶笛初音	陶笛你好	掌握持笛姿势、吹奏姿势、吹奏口型、运舌方法	学习陶笛的演奏姿势与方法，应与音乐表现紧密地结合起来	14
	走进音乐城堡	学习各种音符、音名、唱名	了解各音符的名称简谱记法	10
	手指动起来	学习C调指法	吹奏时要放松，注意每个陶笛孔是否盖满，以吹奏音阶来熟悉指法	13
	随笛起舞	跟随陶笛乐曲拍手——演奏8分音符； 跟随陶笛乐曲打非洲鼓——演奏8分音符非洲鼓低音； 跟随陶笛乐曲打非洲鼓——演奏8分音符非洲鼓高音	注重音乐和节奏的结合、肢体动作的参与	14

（续上表）

单元模块	主题	内容	实施目的	课时
综合实践活动	陶笛制作（黏土）	用黏土制作陶笛，了解陶笛构造	注重参与、动手能力与创作	4
第三单元：陶笛节奏训练	我们一起来吹陶笛	学习乐曲《小星星》《送别》《雪绒花》《小蜜蜂》	要求熟悉旋律后再练指法，注意8分音符要平均，节奏稳定	16
	我的舌头真灵活	学习舌部技巧——单吐、双吐、三吐	先从念字开始逐步过渡到陶笛吹奏的运用	20
	随笛起舞	跟随陶笛乐曲打非洲鼓——综合演奏4分音符和8分音符； 跟随陶笛乐曲打非洲鼓——演奏切分音	注重音乐和节奏的结合、肢体动作的参与	14
	我的乐曲我做主	结合舒缓的节奏和急促的节奏，分别表演学会的乐曲	注重特殊学生的情感表达	8
综合实践活动	普特融合交流会	即兴表演，普特学生互相切磋陶笛演奏水平	注重人际交往能力培养	2
第四单元：陶笛指法学习	指法大变身	学习F调指法乐曲《望春风》《生日快乐》；G调指法乐曲《故乡的原风景》《天空之城》	以乐曲练习来熟悉指法	15
	指趣	学习指法技巧——吐音与连音、倚音与滑音	在气息不间断的情况下，仅靠指法的变化将音带出，增强乐曲的表现力	18

（续上表）

单元模块	主题	内容	实施目的	课时
第四单元：陶笛指法学习	乐趣	将各种装饰音技巧进行整合，在音乐作品中加以运用	尝试将各种不同类型的装饰音加入乐曲，为乐曲提高艺术力、表现力服务	16
	随笛起舞	跟随陶笛乐曲打非洲鼓——演奏基本节奏型	注重音乐和节奏的结合、肢体动作的参与	4
综合实践活动	陶笛艺术进社区	小型社区陶笛音乐会	能够充满自信，遵守公共秩序	4
第五单元：我以笛韵奏时代风	我要上舞台	助残日舞台表演； 中山市少儿春晚舞台表演； 公益演出	能够充满自信、有表情地独立演奏陶笛乐曲	16

四、课程教学的实施要求

根据孤独症儿童的身心发展特点，在陶笛音乐康复融合课程的实施中，课堂教学模式以活动和体验为主，注重课堂的操作性和实践性，倡导以合作的方式来实施，并加入亲子课、集体课、融合课等多种课堂形式。在教学中关注学生的能力特点和个性化发展需求，重视学生情感的表达和社会性康复。本课程以兴趣社团课和综合实践活动课为依托，每周 4 个课时，满足培智学校和普通学校随班就读的轻中度孤独症学生的康复和兴趣需求。具体要求如下：

（一）陶笛单元学习主题

陶笛音乐感受与赏析单元，强调了解、感受和体验陶笛音乐，教师在教学中应激发孤独症儿童对陶笛音乐的学习兴趣，带领学生领略民族音乐的魅力，鼓励学生表达对陶笛音乐的感受和见解，丰富学生的情感体验，让学生积累赏析陶笛音乐的经验。

陶笛音乐表现单元，主要包括演奏技法和陶笛音乐素养，教师在教学中注重孤独症儿童在演奏中的感知觉康复和注意力康复，弱化对演奏技能的要求，从吹奏基本姿势、音符、指法到跟随节奏吹奏乐句、乐曲，吹奏技巧等，由易到难逐阶段学习，并对学生设置个性化的学习内容，注重课程的活动性和实践性。使用多种教学方法，提高孤独症儿童的注意力，改善孤独症儿童常见的言语声调、节奏、节律问题，学习模式强调观察、模仿、自主探究，产生积极的社会性学习行为，通过相互合作，提高孤独症儿童的沟通和交往能力，从而达到良好的康复效果。

陶笛音乐的创造单元，强调发现与探索陶笛音乐，对陶笛音乐进行即兴创编。教学中教师要注重孤独症儿童的自我意识康复，激发学生的想象力和创造力，引导孤独症儿童对情绪、情感的表达，加强其自我认知能力，实现其情绪、情感的自我表达，让学生以不同的方式即兴演绎乐曲，同时也可以引导和启发学生的思维，让他们尝试创编演绎自己的陶笛乐曲，逐步建立通过陶笛乐曲表达情绪情感的通道。通过音乐创作实践，拓展孤独症儿童的想象力和创造力，使其抒发内心潜在的心理体验。

陶笛音乐与社会生活单元，主要包括形式多样的陶笛演出活动。教师在教学中要注意孤独症儿童的社会性康复，除了综合运用所学的演奏技能之外，更要注重对孤独症儿童人际交往能力的培养、情感的沟通和表达，并多使用正向的鼓励措施，增强孩子们的自信心，让他们体验学习陶笛所带来的成功感，实现孤独症儿童的社会化。

（二）陶笛康复融合主题

情绪与情感康复单元，教师应给予孤独症儿童积极的情绪引导，注重孤独症儿童的情绪康复，引导孤独症儿童舒缓和稳定情绪。

感知觉康复和注意力康复单元，教师应使用音乐游戏等多种方式提高孤独症儿童的感知觉和注意力，纠正孤独症儿童的言语声调、节奏、节律问题，提高孤独症儿童的协调性，让学生在学习演奏中增进社会交往能力，从而达到良好的康复效果。

想象力和创造力康复单元，教师要给孤独症儿童最大化的表达空间，通过积极地表达自我的情绪与情感，抒发其内心的潜在心理体验，发散学生的思维，提高学生的想象力和创造力。

沟通与社交康复单元，教师要利用各种演出实践，提高孤独症儿童与他人接触和交流的频率，采取语言与动作并用的方式，鼓励其与他人发生目光接触，让孤独症儿童循序渐进地感知与他人交流互动的过程，实现有积极意义的自我突破，提高他们的社会化程度。

（三）陶笛综合实践活动主题

课程设置了一系列以陶笛为载体的综合实践活动，在课程实施中，教师要充分调动家长的积极性，鼓励家长参与课程的综合实践活动，共建家校活动课程，最大限度发挥家校通力合作的优势，融合家校的教育力量，实现教育的最优化，让孤独症儿童更快融入社会。

五、课程评价

（一）评价内容要点

本课程分为前期评价、过程评价和结果评价。

前期评价：参考《儿童孤独症评价量表》《孤独症儿童情绪与行为评估表》和《精神疾病诊断与统计手册》，评估孤独症学生的情绪情感、社交能力、运动能力、语言能力、注意力、认知能力、行为能力、音乐能力、心理和感知觉等方面的优缺点。

过程评价：参考自编的《陶笛音乐能力测量表》《陶笛个训记录表》和《课堂和社会活动参与度统计表》等，对接受陶笛音乐康复课程后的学生情绪行为和人际交往情况等进行追踪观察和记录。

结果评价：参考自编的《孤独症儿童情绪与行为评估表》《家长访谈表》《教师访谈表》和《陶笛音乐融合活动评价表》，重新评估学生各方面的能力水平，总结学生在课程学习过程中学到的陶笛音乐技能和情绪行为、社会交往及语言表达等方面的积极改变。

（二）评价方式

（1）背景评价：对学生的能力进行基本的了解和评估，判断目标与需求的关系，分析课程建设的目标依据。

（2）输入评价：分析本课程的优劣势、课程资源实施的可能性等内容。

（3）过程评价：描述课程实施过程，确定或预测课程中存在的问题，是否以有效的方式利用现有的课程资源等，修正课程实施内容。

（4）结果评价：测量、解释和判断课程的结果与成效，反思课程价值。

（三）评价依据

（1）课程具有教育和发展功能，符合实际。

（2）课程能促进特殊儿童的多元化、个性化发展。

（3）课程不仅要关注个别化教学结果，还要关注特殊儿童的潜能，帮助学生认识自我，建立自信。

（4）对课程执行情况、课程实施中的问题进行周期性分析评估，调整课程内容、不断革新，不断满足学生的个别化需求。

（四）评价原则

（1）科学性：运用科学的评价方法，提高评价的信度和效度。

（2）可操作性：评价方法要简单可行、操作性强。

（3）综合性：将课程实施情况和课程目标、学生的学习效果等进行综合考虑。

六、形成课程资源

课程建设团队围绕课程目标，在课程教学的实践过程中，以陶笛为载体，以兴趣社团课和综合实践活动课为依托，形成具有专业性和指导性的教师团队，根据学校的实际情况提供符合课程规范和课程标准的、可操作、可复制的实用教学设计及配套教学资源，逐步形成系统的、科学的、实用的孤独症儿童陶笛音乐治疗融合课程。利用公益演出、特普交流宣导等活动搭建融合实践活动平台，使孤独症学生在活动过程中，除了能综合运用所学的演奏技能之外，更能提高人际交往能力，增强情感沟通和表达。课程资源清单如下（见表6－4）：

表6－4　课程资源清单

内容	呈现形式	任务分工		负责人
		本校	合作单位	
1. 师资队伍建设				
1－1　教师队伍建设方案	文本	打造具有专业性、示范性的教师指导团队	结合实际情况组建陶笛融合康复教师团队	
1－2　教师分工表				
1－3　教师评价考核表				
2. 教学资源建设				
2－1　陶笛音乐康复融合课程标准	文本	提供现有的课程标准	对课程标准进行审核，结合自身提出修订意见并进行适当修改	
2－2　陶笛音乐康复融合课程课件		本校提供并整理平时教学使用的电子课件	根据实际教学，提炼知识难点，形成配套的一体化教学课件，适用于各校的教学需求	
2－3　陶笛音乐康复融合课程教学设计		本校开发统一格式，提供符合课程规范、课程标准，可操作、可复制的实用教学设计	结合本校实际情况，提取典型、补充遗漏或新知识点	
2－4　陶笛音乐康复融合课程教学反思		形成教学效果评价表	结合本校实际情况，增、换评价内容	
2－5　陶笛音乐康复融合课程教学实录	视频	提供常规教学实录、精品课例、同课异构经典课例	结合实际情况，进行符合学校特点的经典课例搜集	

（续上表）

<table>
<tr><th rowspan="2">内容</th><th rowspan="2">呈现形式</th><th colspan="2">任务分工</th><th rowspan="2">负责人</th></tr>
<tr><th>本校</th><th>合作单位</th></tr>
<tr><td colspan="5">3. 学生课程展示活动</td></tr>
<tr><td>3－1　普特融合实践活动</td><td>视频</td><td colspan="2" rowspan="2">学生参加各种公益演出、特普交流宣导活动；同时，利用活动机会，增强随班就读家长的交流，使各家庭之间在归属和依存中找到平衡点，将随班就读家长心理期望调整到一个更加理性、可实现的状态</td><td rowspan="4"></td></tr>
<tr><td>3－2　针对随班就读家长课程学习交流会</td><td>文本</td></tr>
<tr><td>3－3　器乐考级</td><td>视频</td><td colspan="2">检验学生基本陶笛演奏技巧的学习情况以及情绪行为的改善情况</td></tr>
<tr><td>3－4　器乐比赛</td><td>视频及文本</td><td colspan="2">通过不同的演出比赛接触不同的社会群体，提供团体参与机会，检验学生的生活适应性和社交能力</td></tr>
<tr><td colspan="5">4. 课程实施总结</td></tr>
<tr><td>4－1　参与教师个人总结</td><td>文本</td><td>结合学生特点及任教过程中的实际进行阶段性的总结</td><td>结合实际总结经验与方法</td><td></td></tr>
<tr><td>4－2　案例分析、形成论文</td><td>文本</td><td>根据学生不同学习阶段的表现，将学习方法与理论相结合</td><td>分析学生学习状况，将任教方法与理论进行有机结合</td><td></td></tr>
</table>

第七章　融合教育相关案例

一、音乐绘本剧与陶笛音乐治疗融合案例

音乐绘本剧这种以绘本故事为素材的儿童音乐戏剧活动，不仅是融合课程教学较好的切入点，也以一种轻松愉快的方式将陶笛音乐治疗与绘本相结合，能提高随班就读孤独症学生的理解能力、语言能力和表演能力，进而改善其不良情绪行为，并协助他们进行常规化的学习和生活。

下面以绘本《辉辉的小脸蛋》为例，简要阐述音乐绘本剧在开展孤独症儿童陶笛音乐治疗融合课程教学中所发挥的作用。

个案的基本情况：小 A，8 岁，3 岁的时候被三甲医院诊断为轻度孤独症患者，韦氏智力测验测定智商为70，属于临界水平，接近正常儿童。一直就读普通幼儿园。通过《孤独症儿童评估结果分析表》和能力现状分析，我们发现小 A 虽然有一定的认知能力和语言表达能力，但缺少沟通性语言，与人目光接触少，不能主动与班级的其他同学交流合作。基于此，我们将其融合课程教学目标设定为：强化交流的动机；强化合适的社会行为，减少刻板化的、自我刺激的行为；强化交流行为，和同班同学建立密切关系。

绘本选取：《辉辉的小脸蛋》是一本非常温暖有爱的绘本，讲述了作者藤井辉明在成长过程中发生的真实故事。他两岁时，脸上长出血管瘤。辉辉因此受到歧视，他也曾沮丧、转学。终于，在父母和同学的鼓励和陪伴下，辉辉战胜了歧视带来的自卑，拥有了更加丰富而开阔的人生。小 A 和辉辉的经历有些相似，身为接受融合教育的孤独症学生，他也会在融合成长中感受到些许异样的目光，他的内心会更加敏感和紧张，会经历矛盾和孤单。辉辉通过拉小提琴，用手指和心灵专注享受音乐之美，小 A 同学

也在几年的陶笛学习中不断调节自身的情绪行为问题。将绘本改编成剧本，通过角色塑造和情节创编等，让小 A 与同学团结协作，消除沟通屏障，更好地融入彼此。

乐器选择：陶笛是一种十二平均律乐器，陶笛演奏要求演奏者有专业的独奏能力和协奏能力。而不同音高的陶笛组合在一起又可以很好地胜任重奏表演，并且近些年还相继出现“陶笛音乐剧”，其将戏剧和陶笛演奏结合。班级学生已开展 1 年的陶笛社团课程，这些均为音乐绘本剧的开展打下了基础。

一、音乐绘本剧前期准备阶段

1. 精读绘本，让学生了解故事脉络和逻辑关系

这一阶段可分为全班整体阅读和针对小 A 的个别重点阅读。其中，整体阅读意味着这个阶段中的剧本即故事的发展、角色的对话，需要学生认真梳理人物关系和故事脉络，再组织语言讲述故事。针对小 A 的绘本阅读采用重点阅读的方式，利用提示卡使其理解关键要素和图片之间的逻辑关系，大致了解故事梗概，尝试感受主人公的情绪变化。

2. 创编情节，将陶笛音乐融入绘本故事

绘本《辉辉的小脸蛋》的故事情节按照主人公的心理变化可分为三个时间段，第一段是两岁时的辉辉，出现红色瘤子的他还不能理解别人的注视和打量，在他幼小的心灵里只是好奇：长大了，我的脸能变得跟其他小朋友一样吗？好在爸爸会在周末带他去人多的地方玩耍，辉辉这个时期还是快乐的。所以在这一场景，我们选用陶笛乐曲《布谷鸟》，曲调欢快且充满童真，让小 A 在明快的乐曲中感受其所扮演的辉辉是个单纯快乐的孩子，更好地展示绘本剧中人物的状态。第二段是辉辉上幼儿园的场景，在幼儿园中他受到了同龄人的孤立与嘲笑，被人叫作“怪物”。辉辉的心理状态发生了明显的变化，他关起房门，闭上心门，内心充满了无助和委屈。和这一场景相呼应的陶笛背景音乐为《剑拔弩张》和《故乡的原风景》，《剑拔弩张》展现了同龄人对辉辉的咄咄逼人，《故乡的原风景》透着淡淡的忧伤，让学生感受辉辉的孤独和脆弱，产生共情，如此才能更好地在语言和神态上诠释故事情节。第三段也是故事的转折，辉辉到了新的学校，迎接他的是新同学和新老师的柔情与接纳，辉辉通过和妈妈进行小提琴比赛越发喜欢小提琴。我们将这一部分进行了创编，展现通过个别化

教学、集体教学和家校联合辅导的形式，开展针对小A的陶笛音乐康复融合课程的教学过程，小A不仅在大型演出和比赛中获得佳绩，情绪行为也得到较好的改善。将辉辉在新学校的生活改编为小A学习陶笛的经历，能够让他更勇敢和完美地通过绘本剧阐释自己，也让班级其他同学对这位“与众不同的主演”有了更清晰的认识和了解。

二、音乐绘本剧的表演阶段

1. 集中表演和分组活动相结合，提升学生的合作探究能力

在集中表演中，音乐绘本剧最后的呈现方式常常类似于舞台剧的表演，需要反复练习提前设计好的台词、动作和走位等，会稍显枯燥和乏味，这并不是我们进行融合音乐绘本剧表演的初衷。我们希望通过集中表演，在轻松愉快的氛围中让小A与班级同学拉近距离，帮助其他人理解人与人之间的不同会成就更有乐趣的人生，学会理解和包容。所以，我们没有花费大量的时间去练习音乐绘本剧，而是放手让学生自己去合作探究，让活动回归到“融合”这个落脚点。

分组活动是在集中表演的基础上，明确道具、统筹和排演等小组，将规则意识和分工协作意识传递给学生，着重促进小A与同学的交往。

总之，音乐绘本剧的表演并不是重点，在表演中增加小A愿意交流的动机和行为，从而与同班学生建立密切关系才是目的。

2. 陶笛与多种器乐配合，将区角活动融入情景片段

在区角活动中，教师准备了各个场景的图片和乐器，在区角中学生4～5人为一组，形成讨论的气氛，鼓励学生用陶笛和其他乐器配合与同伴共同表演故事中的某一场景。在这一过程中，只要学生表现合理，教师就应予以肯定。小A就尝试了用铝板琴敲击了IXXXXXI和IXOI的节奏来表现辉辉的烦闷情绪，尝试对绘本表演的合理性和乐器的适宜性作出自己的判断，在寻找—模仿—改进过程中体验绘本表演的音乐元素，了解表演的方法，取得较好的效果。

三、音乐绘本剧的评价阶段

绘本剧活动的评价是在每一轮行动研究后对绘本剧效果的评价。

张金梅教授在《学前儿童戏剧教育》一书中提到的戏剧活动评价表，对我们很有启发和帮助，我们在评价过程中归纳整理成适合本次陶笛音乐绘本剧活动的评价方案，表7－1是本次活动采用的评价表。

表7－1 陶笛音乐绘本剧活动评价表

陶笛音乐绘本剧活动环节	存在问题	改进建议
绘本精读阶段	课堂精读时间有限，尤其是小A的绘本理解能力还有待强化	增加亲子阅读环节，将学校资源与家庭资源整合，提高家长绘本阅读参与意识
创编绘本阶段	如何在绘本表演中加入自己的元素，并将陶笛音乐贯穿在绘本表演中，还需要打磨完善	进一步引导学生把握重点情境，尤其是人物的表情、情绪和语气
集中和分组表演阶段	分工不明确，集中表演稍显混乱和不自然，尤其是小A还不能完全消除紧张情绪	排演的次数减少，留给学生放松时间；老师示范，尽量让小A进行肢体动作和音乐成分较多的表演

总之，绘本作为帮助孤独症学生融入普校生活的一种载体，生动的音乐表演更能使绘本的内涵彰显，正如《辉辉的小脸蛋》通过各种人物和事件诠释，使辉辉将不圆满和不幸变成灵魂的坚强。小A的融合教育生活肯定不是百分百完美，但是以音乐绘本剧为开端，让周围的同学更加了解他、接纳他。小A也迈出与同学合作交流的第一步，逐步感受集体生活的愉悦，让融合教育更加有温度。

二、孤独症儿童陶笛音乐融合康复案例

（一）个案简介

小霆（化名），女，2013年出生，4岁时被诊断为孤独症，小霆的智商测定为75，属高功能轻中度孤独症患儿。

小霆具备基本的生活自理能力，具备较强的运动能力：粗大动作能力发育良好，肢体平衡能力强，擅长轮滑、平衡车等运动项目，但对手部精细动作的控制力较差，能够通过模仿完成抓握、拍打等动作，但不能准确

模仿手部精细动作，掌握不好动作的力度和强度。

小霆的孤独症症状较为明显，具体表现为无法社交，不与同伴一起玩耍。小霆具备一定的口语表达和理解能力，但语言清晰度不够、语言节奏混乱、缺乏交往的主动性，不会提出话题或维持话题，对语言的运用能力较差，无法恰当地使用语言或非语言的沟通方式进行社会交往。缺乏注意力与耐性，行为刻板，经常使用重复且固定的字词或短语。

尽管小霆在社会沟通交往方面存在明显的障碍，但她喜爱音乐，对音乐刺激非常敏感，小霆的音乐节奏感较强，能够跟着自己喜欢的音乐有节奏地晃动身体或拍手，音乐记忆力也较强，能够哼唱自己喜欢的音乐旋律，但是由于随意性较大，往往不能控制自己活动的力度和强度，易过度兴奋。2020 年小霆进入中山市某普通小学进行随班就读，但是在融合学习的过程中，小霆的情绪极其不稳定，存在严重的情绪障碍，尽管在情绪状态较好时能够遵守教师指令，但她无法控制和表达情绪，经常在班级无故大喊大叫、大声哭闹，扰乱课堂纪律，给老师和同学们造成了很大困扰。

（二）确定问题行为

通过对小霆的老师和家长进行访谈，对其在学校和家中的基本情况进行初步了解，发现小霆的问题行为主要表现为：①注意障碍，注意的稳定性较差，注意范围狭窄，注意力涣散；②行为刻板，存在严重的刻板行为问题，主要为玩口水、拍手等；③情绪障碍，无法控制自己的情绪，主要表现为经常性的哭闹、喊叫等，具有较为严重的情绪障碍；④社交障碍：虽然具备一定的言语理解和表达能力，能够提出需求或做出应答，但几乎从不与人主动交往，对外界自我封闭，接受外界能力低，从不主动与同伴接触。

（三）干预目标

根据小霆的情况，我们制订了以下陶笛音乐康复融合干预计划，尝试改变小霆的情况。

1. 长期目标

（1）缓解小霆的情绪障碍问题。

（2）提高小霆在普通小学的适应能力。

（3）提高小霆的沟通和交往能力。

（4）提高小霆的注意力。

2. 短期目标

（1）通过音乐干预训练减轻小霆的言语障碍，提高其语言运用能力。

（2）缓解其由强迫性行为带来的情绪不稳定。

（3）促进其社会交往能力，提高其接受外界事物的能力，使其能和同伴一起游戏。

（四）干预课程

个案以个体课和团体课为主要训练模式，每周各一次，共40次。个体课每次20分钟，团体课每次30分钟。先进行个体课，课间休息10分钟后，进入团体课，陶笛教学曲目包括：《卖报歌》《康定情歌》《希望》《春天少女》《送别》《凤阳花鼓》《小叮当》《小白菜》《雪绒花》《小星星》等。

（五）干预时间

2022年6月至11月，共5个月，分5个阶段完成。

（六）干预阶段

干预阶段情况如表7－2所示：

表7－2　干预阶段情况

	个体课教学活动	团体课教学活动	阶段总结
第一阶段	1. 聆听陶笛乐曲 2. 随音乐打节奏 3. 音乐反应游戏（单人和师生互动） 4. 陶笛音乐律动训练 5. 音乐律动游戏（单人和师生互动） 6. 创编陶笛音乐律动 7. 演出创编的陶笛音乐律动活动	1. 聆听所学陶笛乐曲 2. 随陶笛乐曲打节奏 3. 音乐律动训练 4. 创编陶笛音乐律动 5. 分组合作演出创编的陶笛音乐律动活动	本阶段以音乐律动训练为主要教学内容

(续上表)

	个体课教学活动	团体课教学活动	阶段总结
第二阶段	1. 复习陶笛演奏的基本指法、音阶 2. 音乐语言游戏（唱曲谱） 3. 音乐反应游戏（拆解节奏） 4. 音乐聆听游戏（逐节学习陶笛乐曲） 5. 运用演奏指法演奏所学陶笛曲目	1. 复习陶笛演奏指法、音阶 2. 学习陶笛乐曲所需的基本音阶的演奏指法和手型 3. 自主探究，探索和发现陶笛演奏指法技巧 4. 逐节学习陶笛乐曲：唱谱、节拍、吹奏指法 5. 运用演奏指法演奏所学陶笛曲目	本阶段以陶笛音乐的指法技巧训练为主要教学内容
第三阶段	1. 教师与学生共同演奏 2. 教师和学生对比示范演奏，引导学生表达音乐感受 3. 学习陶笛演奏技巧 4. 音乐反应游戏（单人和师生互动） 5. 教师指导学生运用演奏技巧演奏	1. 教师带领学生共同演奏 2. 对比演奏，引导学生探索和发现陶笛演奏技巧对演奏的影响 3. 学习陶笛演奏技巧 4. 运用演奏技巧演奏所学陶笛曲目	本阶段以陶笛音乐的呼吸技巧训练为主要教学内容
第四阶段	1. 教师带领学生演奏并伴奏 2. 教师引导学生随音乐伴奏 3. 教师带领学生分节学习使用打击乐器伴奏 4. 音乐游戏（单人和师生互动） 5. 引导学生创编打击乐器伴奏 6. 师生合作演奏	1. 教师带领学生演奏并伴奏 2. 教师引导学生随音乐伴奏 3. 教师带领学生分节学习使用打击乐器伴奏 4. 学习创编打击乐器伴奏 5. 教师指导学生分组演奏	本阶段以合奏与多种打击乐器伴奏训练为主要教学内容

（续上表）

	个体课教学活动	团体课教学活动	阶段总结
第五阶段	1. 教师深入介绍所学陶笛乐曲并进行经验分享 2. 教师播放与陶笛乐曲相关的创作历史背景、风土人情等多媒体视频，让学生感知歌曲的创作背景和特点 3. 教师启发学生将对陶笛乐曲的感受用口语式的沟通表达出来，启发学生自由抒发评价与感受 4. 教师指导学生以陶笛乐曲为素材共同创作美术作品	1. 教师深入介绍所学陶笛乐曲并进行经验分享 2. 教师播放与陶笛乐曲相关的创作历史背景、风土人情等多媒体视频 3. 教师启发学生将对陶笛乐曲的感受用口语式的沟通表达出来，启发学生自由抒发评价与感受 4. 指导学生以所学陶笛曲目为素材共同创编陶笛音乐剧，运用陶笛演奏、打击乐器、舞蹈等元素	本阶段以音乐实践活动为主，以丰富学生的情感态度价值观为主要教学内容

（七）干预方法

1. 音乐律动活动

孤独症儿童陶笛音乐融合康复教学创设了大量的音乐律动活动，帮助孤独症儿童提高音乐感知和表达能力，缓解孤独症儿童的情绪行为，促进孤独症儿童的社会互动，促进学生的协调性发展，开发学生的身体潜能。

感知节奏、随音乐律动是人的本能，因此针对孤独症儿童的陶笛教学要对孤独症儿童的视觉、听觉、触觉、嗅觉等感官进行音乐刺激，提高孤独症儿童的音乐感知能力。同时，在模仿律动活动中，锻炼他们的肢体协调能力，进而发展他们的动作技能，在创编律动活动中，充分开发学生的想象力和创造力，提高他们对音乐的反应能力，孤独症儿童也能够通过音乐律动来进行自我表达和舒缓情绪，这有助于缓解孤独症儿童的情绪行为，提高孤独症儿童的社会互动程度。在教学中，教师要考虑到特殊学生的身心发展特点，合理设计律动活动，循序渐进展开教学，并给予一定的身势辅助，当学生能够自发完成动作时再进行下一个步骤，由单一动作到多个动作再到复杂动作，接着设计律动互动，最后启发学生自由创编律动活动。

2. 音乐反应游戏

孤独症儿童陶笛融合康复教学融合了音乐反应游戏，提高了孤独症儿童的注意力，从而提升他们对外界刺激的敏感度，促进他们的社会互动，也增强了他们对音乐的感知能力。

不同音乐的音调、节奏等各不相同，通过音乐反应游戏，训练孤独症学生对不同音乐做出规定的反应，能够锻炼学生的注意力，提高他们注意的敏感度，保持注意的稳定性。教师在游戏时改变音乐信号的顺序、间隔时间或音乐信号规定的反应动作，让学生不断调整自己的反应模式，与音乐信号相匹配，在不断刺激和练习的过程中，提高学生对音乐的感知能力，也延长了他们的注意持续时间，使其更加关注外界刺激，促进其社交能力发展。

3. 音乐游戏训练

孤独症儿童陶笛融合康复教学设计了大量的音乐游戏，提高孤独症儿童的注意力和语言表达能力，在合作中一定程度上促进其社交互动。

孤独症儿童的语言表达大多存在言语反复和刻板等问题。音乐和语言表达之间存在共通性，陶笛音乐融合康复教学时通过创设大量的音乐接力表达训练环节，锻炼孤独症儿童的语言能力，设计歌词念白、歌词接唱等方式，将书面的歌词转化为口语沟通，引导学生循序渐进地接力表达，教师给予正向引导。当孤独症儿童完成游戏时，教师立即增强刺激，激发其参与音乐接力表达训练的动机。由于音乐表达在教学实施时需要师生或生生间合作完成，学生必须将注意力都集中于歌词、旋律等方面，才能完成训练。因此，音乐接力表达训练也能够激发孤独症儿童的注意力，提高他们注意的广度，增强对外界刺激的敏感度，提高社会互动程度，进而提升孤独症儿童的社会交往能力。

4. 乐器演出

孤独症儿童陶笛融合康复教学创设了大量的陶笛乐器演奏机会，孤独症儿童能够通过陶笛乐器演奏舒缓和表达情绪，提高对情绪的控制力，同时以陶笛音乐作为沟通的桥梁，提高孤独症儿童的社会交往能力，在演奏中增强孤独症儿童的自信心。

作为听觉艺术，音乐对听觉的刺激不受人的主观意识影响而直接进入大脑皮层刺激脑神经。因此，当孤独症儿童出现情绪障碍时，教师可以通过调整音乐旋律的高低、音乐节奏的快慢、音乐力度的强弱等来舒缓和平复孤独症儿童的情绪，引起学生的注意。当孤独症儿童关注到外界的声音刺激并做出反应时，教师可以改变声音的物理特性，继续引起学生关注。当学生给予反馈行为时，继续改变声音的物理特性与学生互动，通过音乐与孤独症儿童进行沟通，让学生有交流的意识，疏导孤独症儿童的情绪，激发孤独症儿童更好地控制情绪，保持情绪的稳定。同时，引导孤独症儿童运用陶笛乐器进行正向表达，通过即兴演奏表达内心的情绪和感受，帮助孤独症儿童正确控制和表达情绪，提高其沟通交往意识和动机。

（八）干预结果

小霆在陶笛音乐融合课程训练之后，适应性良好，在感知觉、注意力、动作技能、情绪行为、语言表达、社会交往等方面都有了明显进步，更加适应普校的学习和生活，在学业方面也有一定程度的提高。

1. 提升孤独症儿童的感知觉能力

我们在陶笛音乐融合康复教学中为孤独症儿童提供了视觉、听觉、触觉、运动觉等多感官刺激，促进孤独症儿童的感知觉发展。在陶笛音乐融合教学的律动活动中，小霆完成音乐律动活动时需要视、听、动等多感官配合，跟随节奏律动提高了小霆对音乐节奏的掌握和控制，也提升了小霆的感统协调性；在创编律动动作时小霆需要边看、边听、边想、边做，丰富了感官刺激，提高了小霆对音乐节奏的感知能力，通过多感官参与律动活动，提高了小霆的注意广度、注意时间和注意稳定性，促进了小霆的感知觉和注意力发展，也促进了小霆感知觉的协调发展。在随班就读的后期观察中，小霆在书写、认读等操作技能方面都有了进步，能够主动调动多感官参与班级融合的课堂教学活动。

2. 促进孤独症儿童的注意力发展

我们在陶笛音乐融合康复教学中为孤独症儿童创设了多种音乐实践活动促进其注意力发展。在陶笛音乐融合康复教学的音乐反应游戏活动中，教师规定了特定音乐信号的反应动作，训练学生对不同音乐做出规定的反应，如听到吹奏陶笛高音 Do 时举手等，在游戏时教师会改变音乐信号的顺序、间隔时间或音乐信号规定的反应动作，让学生不断调整自己的反应模式匹配音乐信号。在不断刺激练习的过程中，小霆对外界刺激更加敏感，由于训练时需要多感官交替，需要小霆充分调动自己的感官参与，这锻炼了小霆的注意分配，保持了注意的稳定性，注意范围也随之扩大，将无意注意慢慢转为有意注意。我们在随班就读的后期观察中发现，小霆在集体课堂中走神、溜号等行为有明显减少。

3. 提升孤独症儿童的动作能力

陶笛的演奏需要眼耳口手脑相互配合，对演奏者的协调性要求较高，陶笛音乐融合康复教学中，学习演奏陶笛乐器能够促进孤独症儿童的肢体协调性发展。尽管小霆具备简单的动作模仿能力，但她的精细动作发展较弱，手指的灵活性和协调性较弱，也无法与气息配合吹奏陶笛，因此，在陶笛音乐融合教学的陶笛演奏技巧学习中，将音乐游戏与陶笛演奏技巧相结合，让小霆在形式多样、生动有趣的音乐实践活动中训练肌肉控制力、气息协调性等陶笛基本功，促进小霆的精细动作发展，同时陶笛音乐融合教学中的律动阶段，也提升了小霆的肢体动作协调性，促进了小霆动作技能的发展。在随班就读的后期观察中发现，小霆在粗大动作和精细动作以及肢体控制力和协调性等方面都有了明显进步。

4. 改善孤独症儿童的情绪行为

作为听觉艺术，音乐对听觉的刺激不受人的主观意识影响而直接进入大脑皮层刺激脑神经。小霆的情绪波动较大，缺乏对情绪的控制能力和表达能力，因此，当小霆出现情绪行为时，教师通过播放与小霆情绪相似的陶笛音乐，调整音乐旋律的高低、音乐节奏的快慢、音乐力度的强弱等来舒缓和平复小霆的情绪，让小霆关注到外界的刺激并做出反应，教师尝试通过陶笛音乐与小霆互动和沟通，帮助小霆疏导情绪，激发小霆更好地控制情绪，保持情绪的稳定。

5. 提高孤独症儿童的语言表达能力

孤独症儿童的语言表达大多存在言语反复和刻板等问题。小霆的用词重复刻板、清晰度不够，语言表达缺乏主动性。鉴于音乐和语言表达之间存在着共通性，陶笛音乐康复教学通过创设大量的音乐接力表达训练，锻炼小霆的语言能力，设计歌词念白、歌词接唱等方式，将书面的歌词转化为口语沟通，引导小霆循序渐进地接力表达，教师给予正向引导。当小霆完成游戏时教师立即给予激励，激发小霆的表达主动性。在随班就读的后期观察中发现，小霆的词汇量有所增加，语言的清晰度有了明显提升，语调和节奏都有了进步，语言表达的主动性也有所提高。

6. 提升孤独症儿童的社会交往能力

小霆在进行陶笛音乐康复课程前不与人社交，性格内向，多动、易怒，我行我素，随班就读集体活动时总是与母亲在一起，陶笛音乐融合康复教学通过大量的普特融合音乐剧、舞台剧演出等音乐实践活动，增进普通学生与特殊学生的交往和互动，在与他人的分工、合作等一系列交往过程中，小霆更加关注外界刺激，并产生了积极的社会性行为，也感受到了积极的情感体验，获得了成功的喜悦，增强了自信心，并逐步从关注自我向关注集体转变，促进社会交往能力的发展。在随班就读的后期观察中发现，小霆参与集体活动更加积极主动，有一定的班级集体荣誉感。

普特融合相关活动报道（一）

融合无限　成长有道

——中山特校博和星乐陶笛亲子乐团赴中山火炬高技术产业开发区中心小学参加融合会演

为了促进特殊儿童与普校同伴彼此接纳、共同成长，探索普特融合陶笛音乐康复精品课程体系，提高孩子欣赏美、表现美、创造美的能力，实现以美育人、以美化人、以美润心、以美培元的美育目标，近日，中山特校博和星乐陶笛亲子乐团成员应邀参与开发区中心小学第14届美育文艺会演，双方联袂表演陶笛合奏《荷塘月色》。

伴随着“星星少年”梁子键的成长故事，陶笛演奏拉开帷幕。听！诗一样的文字诉说出美丽的荷塘月色，在这个炎炎夏日给观众带来了淡淡的清凉。泉水叮咚响起，萤火虫点亮夜的星光，普特师生们的陶笛声、歌声、古筝声默契相合，与莲花灯交相辉映，完美的组合把大家带进了如梦如幻的音乐世界。

陶笛是中国古老的乐器，它流淌出自然、清丽、空灵的曲调，让人如痴如醉。陶笛的出现为“星星的小孩”打开了一扇窗，家长、孩子们也因笛结缘、因笛生情，常常聚在一起传递温暖、共创美好，中山特校博和星乐陶笛亲子乐团因此应运而生。创办人伍俏霞老师经常带着孩子们参加各级各类公益演出、慈善音乐会、音乐比赛，一方面发掘和培养星星的孩子们音乐方面的潜能，另一方面搭建孩子们与外界交流的平台，为孩子们带来更多美好的体验，孩子们也因之变得更自信、更阳光。在逐梦花开的路上，也让更多的人渐渐开始关注和接纳这群纯真无瑕的孩子。

同一片蓝天下，全世界儿童共同成长；同一个空间里，星星的孩子们也在努力发光发亮。本次活动以陶笛为载体，进一步完善充实了普特融合陶笛音乐康复精品课程，打开了多维度合作共促普特融合发展新格局。相信以后会有更多的机会、更广的平台，为促进普特融合发展搭建桥梁，让更多的特殊儿童成为更好的自己。

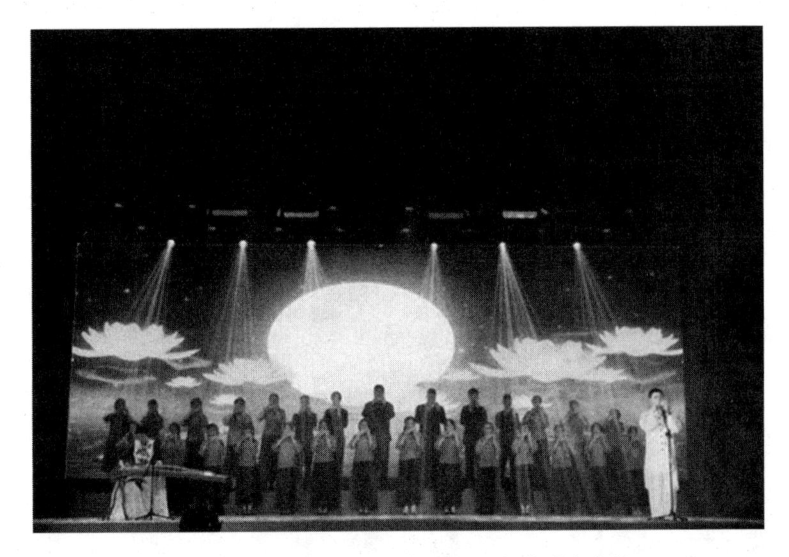

图7－1　中山特校与开发区中心小学融合会演

普特融合相关活动报道（二）

关爱特需孩子，开启普特融合未来

——广东省特殊教育精品课程之陶笛音乐康复普特融合交流活动

为推动融合教育进一步发展，促进特殊学生与普通学生之间的友好互动，探索广东省特殊教育精品课——孤独症儿童陶笛音乐康复融合课程体系建设，2023年3月30日下午，中山特校和东区竹苑小学联合开展“关爱特需孩子，开启普特融合未来”普特融合课程交流活动，省精品课程孤独症儿童陶笛音乐康复融合课程项目组成员、竹苑小学教师、市精神残疾人及亲友协会副会长张暖女士、社会工作者、融合学生及家长参加了本次交流活动。

活动过程中，虽然下着雨，但依然阻挡不了大家参与活动的热情。一行人在陶笛工作室石老师的带领下参观了校园，大家对特校“尊重生命尊严 创造生命价值”的校训精神和“平等、共享、人道、博爱”的办学理念产生了深深的共鸣。

为了让普特孩子有更深入的交流和互动，特校老师开展了两节普特融合交流课，也让学生家长对融合课程有了更深刻的认识。第一节是伍俏霞老师和吴雪梅老师执教的陶笛音乐康复课，伍老师在课堂中向竹苑小学的学生和家长展示了陶笛在特殊学生身心康复中的作用。悠扬的笛韵不仅使学生身心得到放松，同时也改善了其情绪行为，他们积极踊跃，课堂气氛活跃。

每一片乌云都镶着金边，每一朵花都会迎来春天。相信在未来的日子里，会有更多的人了解和加入我们的陶笛音乐康复融合课程建设。春日正好，来日可期，陶笛与特殊孩子的故事未完，待续……

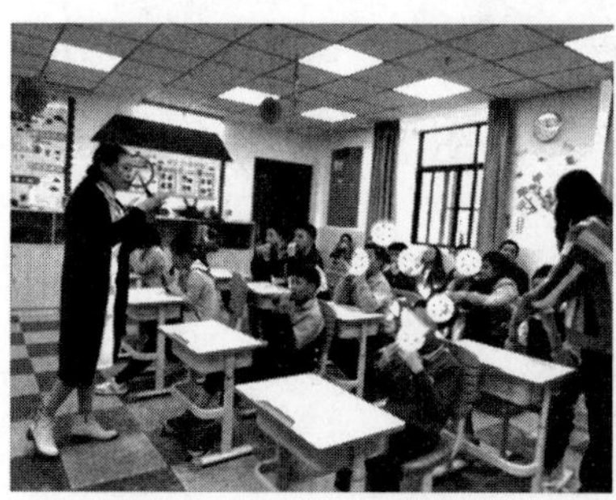
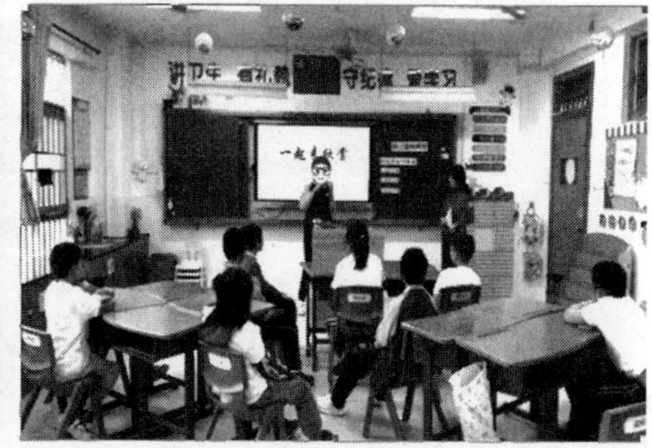

图 7-2 中山特校与东区竹苑小学联合开展普特融合课程交流活动

第八章　陶笛音乐康复融合课程相关教学方案

一、《小毛驴》教学方案

（一）教学理念、特色、方法

1. 教学理念

（1）尊重差异，注重学生的个性化发展。《小毛驴》陶笛融合课堂教学充分考虑到不同层次学生的课堂参与度，教师作为主导者，通过为每个学生创设学习情境，尊重与包容融合课堂中的每个学生，依据不同学生的个性特色、学习特征，设置了不同规定、弹性适度的教学任务。同样的教学内容下，设置了多元教学目标，利用多种感官、多种形式调动学生的学习兴趣，实现课堂中以学生为主体，激发学生的学习积极性，为学生提供自我展现的机会，培养学生感受美和创造美的情感，利用师生之间的有效沟通完成教学目标，让每个学生都充分参与课堂。

（2）注重以生活为核心。《小毛驴》陶笛融合教学从学生的实际生活经验出发，从学生熟悉的小动物导入，以学生的兴趣爱好为原动力，将陶笛音乐教学融入其他学科，带领学生了解音乐背后的文化习俗，领略维吾尔族的风土人情，将艺术素养与人文精神相结合，增强学生的民族意识，体现艺术学科的综合性发展，提高学生的学习兴趣。

2. 教学特色

（1）适当协助。《小毛驴》陶笛融合教学面向全体学生，每节课的教学目标都为不同能力程度的特殊学生留有选择空间，对需要协助的学生提供适度而足够的协助支持，找到每个孩子的最近发展区，帮助每个学生更好地学习。

（2）合作学习。《小毛驴》陶笛融合教学强调音乐实践活动，在设计活动时尽量设计普特融合活动，增加学生之间的交流互动，以合作代替竞争，实现特殊学生的社会性康复，帮助特殊学生更好地融入社会。

3. 教学方法

综合教学法、沉浸体验式教学法、引导鼓励式教学法、合作探究法。

（二）教学分析

1. 教学内容

12孔陶笛乐曲《小毛驴》是一首儿歌，共四个乐句，以八分节奏为主，陶笛教学以掌握陶笛高音Do、三吐音等吹奏技巧，初步接触大附点节奏，熟练演奏陶笛的基本指法和音阶为主。歌曲的速度偏快，描述了一个小朋友骑驴去赶集，结果摔了一身泥巴的“滑稽”场景，生动形象展示出小朋友的风趣、幽默、顽皮和可爱。

2. 教学联系

欣赏《小毛驴》陶笛音乐的音乐情感、音乐形式、音乐风格，学习演奏《小毛驴》陶笛音乐，改编、创编陶笛音乐，联系社会生活与其他学科，将音乐与相关文化相结合，挖掘音乐曲目背后的艺术性与人文性。陶笛音乐《小毛驴》具有典型的维吾尔族音乐特征，启发学生在学习陶笛音乐的同时，了解维吾尔族人民的文化与风俗，激发学生的民族情感。

3. 学生能力与经验

本班为二年级，共有4名普通学生和4名特殊学生（以下简称特1、特2、特3、特4）。

特1：中度智力障碍。对陶笛音乐有一定的学习兴趣，手眼的协调性差，音准一般，对歌曲的感受能力一般，节奏感弱。

特2：中度孤独症。节奏感强，对陶笛音乐有一定的学习兴趣，精细动作能力较好，但注意力分散，存在情绪障碍。

特3：发育迟缓。对陶笛音乐有一定的学习兴趣，节奏较差，音准较弱。手眼协调性较差，精细动作能力较差。

特4：语言障碍。对陶笛音乐有一定的学习兴趣，手眼协调性好，节奏较好，对歌曲的感受能力较好。

（三）教学目标与教学重难点

1. 总目标要求

特殊学生能够通过欣赏和表现陶笛乐曲激发学习兴趣，参与陶笛音乐实践活动，在普特融合互动中促进身心发展，习得陶笛演奏技能，实现注意力康复、情绪康复、社会性康复，提升社会适应力，更好地融入社会。

普通学生能够掌握陶笛乐器的演奏知识，提升音乐素养，在普特融合互动中学会换位思考，学会尊重与接纳，提高合作能力，提升个人素养，培养美好品格。

2. 单元目标要求

（1）知识与技能：

①了解《小毛驴》的曲调风格，感知音乐节奏。

②掌握陶笛《小毛驴》的吹奏技能。

③熟练吹奏完整的歌曲《小毛驴》。

（2）过程与方法：

①能借助简单的打击乐器与同伴合奏《小毛驴》，培养想象力和创造力。

②能在与同伴创编表演《小毛驴》的过程中学会与他人分工合作，提高人文素养。

（3）情感态度价值观：

在欢快流畅的音乐中感受对生活的无限热爱。

3. 教学重难点

掌握陶笛的演奏技巧；感受和表现音乐的情绪与情感。

（四）教学流程

表 8－1　第一节：律动教学

教学资源	教学活动	教学目标	时间	普	特1	特2	特3	特4
小毛驴图片	激发动机： 以小毛驴的故事引出课题（《小毛驴》歌词）	1. 能倾听复述歌词 2. 能在同学的协助下指读歌词						

（续上表）

教学资源	教学活动	教学目标	时间	普	特 1	特 2	特 3	特 4
多媒体课件	准备活动： 播放歌曲《小毛驴》	1. 能专注地倾听乐曲 2. 能跟着乐曲哼唱						
多媒体课件	发展活动： 1. 请学生随音乐打节奏 2. 教师指导学生按照简谱，跟随音乐打击 2/4 拍节奏	1. 能学习和掌握 2/4 拍节奏 2. 能在同学或老师的协助下逐句打出节奏						
小毛驴道具	综合活动： 教师使用小毛驴道具，示范表演《小毛驴》，带领学生逐节学习用夸张、欢快的肢体动作演绎歌曲	1. 学生能够主动跟随教师分段学习舞蹈动作 2. 学生能根据曲目的情感表达匹配舞蹈动作 3. 学生能在同学协助下跟随教师做动作						
多媒体课件	巩固练习： 教师引导学生用肢体演绎《小毛驴》。 1. 指导学生完整表演《小毛驴》 2. 引导学生创编动作	1. 能按教师要求演出《小毛驴》舞蹈 2. 能在同学协助下表演《小毛驴》舞蹈 3. 创编《小毛驴》舞蹈动作						

（续上表）

教学资源	教学活动	教学目标	时间	普	特1	特2	特3	特4
多媒体课件	拓展活动： 教师指导学生分组合作表演《小毛驴》音乐舞蹈	1. 学生分组各自分工，合作表演《小毛驴》音乐舞蹈 2. 在学生协助下参与《小毛驴》音乐舞蹈演出						

表8-2　第二节：陶笛吹奏技巧教学（指法）

教学资源	教学活动	教学目标	时间	普	特1	特2	特3	特4
12孔陶笛、多媒体课件	复习导入： 复习陶笛演奏指法、音阶	1. 能按照教师要求演奏陶笛热身曲目 2. 能在教师辅助下复习陶笛的7个音阶和基本指法						
多媒体课件、12孔陶笛	知识新授： 学习陶笛高音Do的指法和手型	1. 能掌握陶笛高音Do的指法和手型 2. 能在同学协助下学习陶笛高音Do的指法和手型						
多媒体课件	发展活动： 引导学生探索高音Do与中音Do的区别	1. 通过自主探索，发现中音Do与高音Do的区别 2. 能在同学协助下演奏高音Do和中音Do						

（续上表）

教学资源	教学活动	教学目标	时间	普	特1	特2	特3	特4
多媒体课件、12孔陶笛	综合活动： 教师示范演奏陶笛，带领学生学习《小毛驴》陶笛曲谱。 1. 学唱曲谱 2. 拆解节拍：引导学生探索和发现大附点节奏 3. 逐节学习陶笛吹奏	1. 能独立阅读曲谱，视唱曲谱 2. 能根据曲谱打节拍，能够通过拍手、拍腿等感受和体验大附点节奏变化 3. 能独立打节奏，判断对错 4. 能跟随教师掌握吹奏陶笛技巧 5. 能够在教师辅助下吹奏陶笛						
多媒体课件、12孔陶笛	巩固练习： 1. 指导学生独立演奏《小毛驴》完整曲目 2. 指导学生分组合奏《小毛驴》	1. 根据简谱独立演奏《小毛驴》 2. 在同学协助下逐节演奏《小毛驴》 3. 学生分组合奏《小毛驴》						

表8－3　第三节：陶笛吹奏技巧教学（呼吸）

教学资源	教学活动	教学目标	时间	普	特1	特2	特3	特4
多媒体课件、12孔陶笛	复习导入： 教师带领学生共同演奏《小毛驴》	1. 能独立演奏《小毛驴》 2. 能在同学协助下逐节演奏《小毛驴》						

（续上表）

教学资源	教学活动	教学目标	时间	普	特 1	特 2	特 3	特 4
12 孔陶笛	知识新授： 教师和学生对比示范演奏《小毛驴》，引导学生思考三吐音对演奏的影响	1. 能探索和发现三吐音技巧 2. 能说出三吐音技巧对演奏的影响 3. 能在教师提示下发现三吐音技巧						
多媒体课件、12 孔陶笛	发展活动： 学习陶笛演奏三吐音技巧	1. 能灵活运用三吐音技巧演奏《小毛驴》 2. 能在同学的协助下模仿演奏三吐音						
多媒体课件、12 孔陶笛	综合活动： 教师指导学生运用三吐音演奏《小毛驴》。 1. 学生独立演奏 2. 指导学生分组合奏《小毛驴》	1. 掌握陶笛三吐音的演奏技巧，完整独立地演奏《小毛驴》 2. 在同学协助下运用三吐音演奏《小毛驴》 3. 学生分组合奏《小毛驴》						

表 8－4　第四节：合奏教学

教学资源	教学活动	教学目标	时间	普	特 1	特 2	特 3	特 4
多媒体课件、12 孔陶笛、打击乐器	复习导入： 教师带领学生演奏《小毛驴》并伴奏	1. 能独立演奏《小毛驴》 2. 能在同学协助下逐节演奏《小毛驴》						
多媒体课件、12 孔陶笛、打击乐器	知识新授： 教师示范，带领学生分节学习使用打击乐器给《小毛驴》伴奏	1. 能在同学的协助下使用打击乐器 2. 能使用打击乐器准确地表现节奏的强弱、轻重等音乐要素						
多媒体课件、12 孔陶笛、打击乐器	发展活动： 学习创编打击乐器伴奏《小毛驴》	1. 能在陶笛演奏《小毛驴》时自由加入打击乐器伴奏 2. 能在同学的协助下按照要求使用打击乐器						
多媒体课件、12 孔陶笛、打击乐器	综合活动： 教师指导学生分组演奏《小毛驴》	1. 学生创编《小毛驴》打击乐器伴奏 2. 学生能独立指导合理分工演奏 3. 能在同学协助下使用打击乐器 4. 能相互合作、互相配合进行陶笛演奏						

表 8－5　第五节：情感态度教学

教学资源	教学活动	教学目标	时间	普	特 1	特 2	特 3	特 4
多媒体课件	激发动机： 教师请学生表达对小毛驴的认识（经验分享）	1. 能说出自己对小毛驴的认识 2. 能倾听同学分享 3. 能指认小毛驴的图片						
多媒体课件	发展活动： 播放故事片《聪明的阿凡提》，让学生感知少数民族的风土人情	1. 能安静观看故事片 2. 能复述故事片内容 3. 能感受阿凡提对小毛驴的深厚情感，了解维吾尔族人民的文化与风俗 4. 能在同学的协助下感受维吾尔族的文化习俗						
多媒体课件	综合活动： 了解阿凡提和小毛驴的深厚感情，让学生自由发表对《小毛驴》这首歌曲的评价和感受	1. 能理解和感受《小毛驴》所表达的音乐情感 2. 能在教师的提示下感受欢快的情感						

（续上表）

教学资源	教学活动	教学目标	时间	普	特1	特2	特3	特4
多媒体课件、12孔陶笛、打击乐器、舞台道具等	提升巩固： 指导学生以《小毛驴》为素材共同创编陶笛音乐剧，运用陶笛演奏、打击乐器、舞蹈等元素	1. 能改编、创编音乐剧 2. 能独立指导、合理分工音乐剧演出成员 3. 能在同学协助下进行合作演出音乐剧 4. 能相互合作、互相配合演出音乐剧						

二、《小星星》教学方案

（一）教学理念、特色、方法

1. 教学理念

（1）将音乐创造和音乐实践活动有机结合。《小星星》陶笛融合课堂教学，根据特殊学生的生理特点，在陶笛融合课堂中注重将抽象的陶笛音乐知识原理、陶笛演奏技能训练转化为特殊学生可接受的、具体化的、形象化的音乐实践活动。如一起设计星星舞会音乐剧，从布置背景到共同合作排练音乐剧，在活动化教学中培养学生的想象力和创造力，让特殊学生在真实的实践感受和亲身参与中体验成功，在鼓励式引导和评价中提高学生的人文素养和音乐素养，培养学生的自信心。

（2）注重特殊学生的潜能开发和缺陷补偿。《小星星》陶笛融合课堂教学注重育人为本，渗透康复理念，通过陶笛音乐教学、陶笛音乐游戏和律动训练，培养和发展特殊学生的听觉、节奏感和音乐感受能力，补偿特殊学生的认知缺陷，提高特殊学生的动作协调能力。在习得陶笛演奏能力、提高学习水平的同时，充分发挥陶笛音乐的疗愈功能，实现对特殊儿童的注意力康复、情绪康复和社会性康复，通过陶笛吹奏培养孤独症儿童的自主性、创造性，提升特殊学生的自信心；通过陶笛欣赏、陶笛熏陶培养特殊儿童的审美素养，提升生活品质，激发其对生活的热爱，促进其更好地融入社会。

2. 教学特色

（1）差异化教学。《小星星》陶笛融合教学为不同能力程度的特殊学生设置不同难度的学习任务，尊重每个学生的特殊需求，根据学生的需求进行分组教学，满足不同层次学生的学习需求。

（2）探索发现。《小星星》陶笛融合课堂教学以教师为主导、学生为主体，在陶笛技巧教学时强调教师的启发和引导作用，鼓励学生自主探究，提高学生的学习兴趣，增强学生的探索发现能力。

3. 教学方法

综合教学法、沉浸体验式教学法、引导鼓励式教学法、合作探究法、启发式教学法。

（二）教学分析

1. 教学内容

12孔陶笛乐曲《小星星》源自英国传统儿歌（*Twinkle Twinkle Little Star*），原曲充满浪漫主义色彩和奇特的幻想，原词选自英国诗人 Jane Taylor 的诗集《育儿童谣》中“一闪一闪小星星”诗歌，后来其妹妹为这首诗歌配以莫扎特钢琴奏鸣曲 KV. 265 的旋律，共三个小节，每小节都不断重复，旋律简单明快，歌词充满童真、朗朗上口。陶笛教学主要熟悉 C 调陶笛的基本指法和音阶，掌握吐音、延音，学会颤音和波音等吹奏技巧。歌曲的速度适中，描述了小星星在天空一闪一闪亮晶晶的场景，充满无限童趣和想象力。

2. 教学联系

欣赏《小星星》陶笛音乐的音乐情感、音乐形式、音乐风格，学习演奏《小星星》陶笛音乐，改编、创编陶笛音乐，联系社会生活与其他学科，挖掘音乐曲目背后的艺术性与人文性，启发学生发挥想象力和创造力，尝试用美术工具创造出属于自己的小星星。

3. 学生能力与经验

本班为二年级，共有 4 名普通学生和 4 名特殊学生。

特 1：中度智力障碍。对陶笛音乐有一定的学习兴趣，手眼的协调性差，音准一般，对歌曲的感受能力一般，节奏感弱。

特2：中度孤独症。节奏感强，对陶笛音乐有一定的学习兴趣，精细动作能力较好，但注意力分散，存在情绪障碍。

特3：发育迟缓。对陶笛音乐有一定的学习兴趣，节奏较差，音准较弱。手眼协调性较差，精细动作能力较差。

特4：语言障碍。对陶笛音乐有一定的学习兴趣，手眼协调性好，节奏较好，对歌曲的感受能力较好。

（三）教学目标与教学重难点

1. 总目标要求

特殊学生能够通过欣赏和表现陶笛乐曲，激发学习兴趣，参与陶笛音乐实践活动，在普特融合互动中促进身心发展，习得陶笛演奏技能，实现注意力康复、情绪康复、社会性康复，提升社会适应力，更好地融入社会。

普通学生能够掌握陶笛乐器的演奏知识，提升学生的音乐素养，在普特融合互动中能够换位思考，学会尊重与接纳，提高合作能力，提升个人素养，培养美好品格。

2. 单元目标要求

（1）知识与技能：

①了解《小星星》的曲调风格，感知音乐节奏。

②掌握陶笛《小星星》的吹奏技能。

③熟练吹奏完整的歌曲《小星星》。

（2）过程与方法：

①能借助简单的打击乐器与同伴合奏《小星星》，培养想象力和创造力。

②能在与同伴创编表演《小星星》过程中学会与他人分工合作，提高人文素养。

（3）情感态度价值观：

在安静、柔美的旋律中感受从容和安宁的心境。

3. 教学重难点

掌握陶笛的演奏技巧；感受和表现音乐的情绪与情感。

（四）教学流程

表8－6　第一节：律动教学

教学资源	教学活动	教学目标	时间	普	特1	特2	特3	特4
多媒体课件	激发动机： 播放小星星闪烁的视频，用魔法棒请小星星出来	1. 能用魔法棒召唤小星星 2. 能在同学协助下使用魔法棒						
多媒体课件	准备活动： 播放歌曲《小星星》	1. 能专注倾听乐曲 2. 能跟着乐曲哼唱						
多媒体课件	发展活动： 1. 请学生随音乐打节奏 2. 教师指导学生按照简谱，跟随音乐打击2/4拍节奏	1. 能学习和掌握2/4拍节奏 2. 能在同学或老师的协助下逐句打出节奏						
手电筒、多媒体课件	综合活动： 教师用手电筒往墙壁上打光，用不同变奏旋律的舞蹈动作示范表演星星是如何变成流星的，带领学生逐节学习	1. 学生能够主动跟随教师分段学习曲目的舞蹈动作 2. 学生能分辨变奏曲目节奏的快慢并匹配所学舞蹈动作 3. 能在同学协助下跟随教师做动作						

（续上表）

教学资源	教学活动	教学目标	时间	普	特1	特2	特3	特4
多媒体课件	巩固练习： 教师引导学生用肢体演绎《小星星》。 1. 指导学生完整表演《小星星》 2. 引导学生创编动作	1. 学生能按教师要求独立完成整首曲目的舞蹈 2. 能自行创编曲目的舞蹈动作 3. 能在同学协助和提示下完成舞蹈动作						
多媒体课件	拓展活动： 教师指导学生分组，合作表演星星舞会音乐舞蹈	1. 学生分组，各自分工，合作表演星星舞会音乐舞蹈 2. 能在同学协助下参与星星舞会音乐舞蹈演出						

表8－7　第二节：陶笛吹奏技巧教学（指法）

教学资源	教学活动	教学目标	时间	普	特1	特2	特3	特4
多媒体课件、12孔陶笛	复习导入： 复习C调陶笛演奏指法、音阶	1. 能按照教师要求演奏陶笛热身曲目 2. 能在教师协助下复习陶笛的7个音阶和基本指法						

（续上表）

教学资源	教学活动	教学目标	时间	普	特1	特2	特3	特4
多媒体课件、12孔陶笛	知识新授： 教师示范演奏陶笛，带领学生学习《小星星》陶笛曲谱。 1. 学唱曲谱 2. 拆解节拍，引导学生探索和发现延音、强弱节奏变化 3. 逐节学习陶笛吹奏	1. 能独立阅读曲谱，视唱曲谱 2. 能根据曲谱打节拍，通过拍手等方式感受节奏的强弱和快慢 3. 能掌握延音符号，并根据要求吹奏陶笛 4. 能在教师协助下吹奏陶笛						
多媒体课件、12孔陶笛	发展活动： 教师示范吹奏陶笛《小星星》，引导学生探索和发现吐音	1. 能探索和发现吐音技巧 2. 能说出吐音技巧对演奏的影响 3. 能在教师提示下发现吐音技巧						
多媒体课件、12孔陶笛	综合活动：学习陶笛演奏吐音技巧	1. 能灵活运用吐音技巧完整演奏《小星星》 2. 能在同学的协助下模仿演奏吐音						

（续上表）

教学资源	教学活动	教学目标	时间	普	特1	特2	特3	特4
多媒体课件、12孔陶笛	巩固练习： 1. 指导学生独立演奏《小星星》完整曲目 2. 指导学生分组合奏《小星星》	1. 根据简谱独立演奏《小星星》 2. 在同学协助下逐节演奏《小星星》 3. 学生分组合奏《小星星》						

表8-8　第三节：陶笛吹奏技巧教学（呼吸）

教学资源	教学活动	教学目标	时间	普	特1	特2	特3	特4
多媒体课件、12孔陶笛	复习导入： 教师带领学生共同演奏《小星星》	1. 能独立演奏《小星星》 2. 能在同学协助下逐节演奏《小星星》						
多媒体课件、12孔陶笛	知识新授： 教师和学生对比示范演奏《小星星》，引导学生思考波音和颤音对演奏的影响	1. 能探索和发现波音和颤音技巧 2. 能说出波音和颤音技巧对演奏的影响 3. 能在教师提示下发现波音和颤音技巧						

（续上表）

教学资源	教学活动	教学目标	时间	普	特1	特2	特3	特4
多媒体课件、12孔陶笛	发展活动： 学习陶笛演奏波音、颤音技巧	1. 能灵活运用波音、颤音技巧演奏《小星星》 2. 能在同学的协助下模仿演奏波音、颤音						
多媒体课件、12孔陶笛	综合活动： 教师指导学生运用波音、颤音演奏《小星星》。 1. 学生独立演奏 2. 指导学生分组合奏《小星星》	1. 掌握陶笛波音、颤音的演奏技巧，完整独立地演奏《小星星》 2. 在同学协助下运用波音、颤音演奏《小星星》 3. 学生分组合奏《小星星》						

表8－9 第四节：合奏教学

教学资源	教学活动	教学目标	时间	普	特1	特2	特3	特4
多媒体课件、12孔陶笛	复习导入： 学生在教师的伴奏下演奏《小星星》	1. 能独立演奏《小星星》 2. 能在同学协助下逐节演奏《小星星》						

（续上表）

教学资源	教学活动	教学目标	时间	普	特1	特2	特3	特4
多媒体课件、打击乐器	知识新授： 教师示范，带领学生分节学习使用打击乐器，给《小星星》伴奏	1. 能在同学的协助下使用打击乐器 2. 能使用打击乐器准确地表现节奏的强弱、轻重等音乐要素						
多媒体课件、打击乐器	发展活动： 学习创编打击乐器伴奏《小星星》	1. 能在陶笛演奏《小星星》时自由加入打击乐器伴奏 2. 能在同学的协助下按照要求使用打击乐器						
多媒体课件、12孔陶笛、打击乐器	综合活动： 教师指导学生分组演奏《小星星》	1. 学生创编《小星星》打击乐器伴奏 2. 学生能独立指导、合理分工演奏 3. 能在同学协助下使用打击乐器 4. 能相互合作、互相配合进行陶笛演奏						

表 8－10　第五节：情感态度教学

教学资源	教学活动	教学目标	时间	普	特 1	特 2	特 3	特 4
多媒体课件	激发动机： 播放《小星星》歌曲，谈话导入，请学生描述夜晚的星空	1. 能描述自己心中的夜晚星空 2. 能安静聆听别人的分享						
多媒体课件	发展活动： 出示多媒体课件《夜晚星空》，引导学生观察课件中的星星，并对其进行描述	1. 能描述所见的星星 2. 能在教师提示下指认星星						
多媒体课件	综合活动： 仔细观察课件中的星星，分小组讨论想用哪些材料制作星星、如何制作星星	1. 发散思维，讨论制作星星的材料、步骤、方法 2. 能在同学的协助下参与课堂						
彩纸、彩带、画笔、剪刀、乳胶等美术工具	巩固练习： 指导学生分组创作出属于自己的小星星，为《小星星》舞台剧布景	1. 能改编、创编音乐剧 2. 能独立指导、合理分工音乐剧演出成员 3. 能在同学协助下合作演出音乐剧 4. 能相互合作、互相配合演出音乐剧						

（续上表）

教学资源	教学活动	教学目标	时间	普	特1	特2	特3	特4
多媒体课件、12孔陶笛、道具、打击乐器	综合活动： 指导学生以《小星星》为素材共同创编陶笛音乐剧，运用陶笛、打击乐器、舞蹈等元素	1. 能改编、创编音乐剧 2. 能独立指导、合理分工音乐剧演出成员 3. 能在同学协助下合作演出音乐剧 4. 能相互合作、互相配合演出音乐剧						

三、《我和你》教学方案

（一）教学理念、特色、方法

1. 教学理念

（1）激发学习兴趣。《我和你》陶笛融合教学，以特殊学生为中心，从他们熟悉的学校运动会出发，逐步引出奥运会，并将陶笛音乐教学融入其他学科，了解《我和你》陶笛音乐的创作背景，带领特殊学生领略奥运人文精神，将艺术素养与人文精神相结合，增强特殊学生的民族自豪感，体现艺术学科的综合性发展，提高特殊学生的陶笛学习兴趣，帮助特殊学生建立学习陶笛的信心。

（2）注重音乐实践和体验。《我和你》陶笛融合教学，创设了大量的音乐律动活动和音乐反应游戏等康复性音乐活动，将复杂抽象的陶笛音乐知识技能学习具体化、可视化、操作化，从而帮助孤独症儿童提高音乐感知和表达能力，缓解孤独症儿童的情绪行为，提高孤独症儿童的注意力，促进孤独症儿童的协调性发展，提高孤独症儿童对外界刺激的敏感度，增强孤独症儿童的社会互动，提高他们对音乐的感知能力，开发孤独症儿童的身体潜能。

2. 教学特色

（1）小步子教学。在教学中，教师要考虑到特殊学生的身心发展特点，循序渐进。在《我和你》律动活动教学时，按照由单一动作到多个动作再到复杂动作以及互动，最后启发学生创编的学习顺序，教师先观察学生对音乐的自发反应，接着教师逐句教学律动动作，每次都只教授单一动作（如拍手）；当学生掌握后再加入其他动作（如比心），教师给予适当提醒或辅助；当学生可以自主做动作时，教师与学生进行音乐律动互动，包括动作、方位的变化等（转圈互比心）；当学生可以自主完成律动动作时，接着引导学生进行音乐律动互动（变队形、互比心），包括动作、方位的变化等；最后，教师启发学生自发创编《我和你》的音乐律动活动。

（2）创设教学情境。通过创设活泼有趣的教学情境，提高特殊学生的注意敏感度和稳定性，从而提高孤独症儿童对外界刺激的敏感度，实现教育康复目标。在《我和你》陶笛吹奏技巧腹颤音教学中，模拟飞行旗寻宝游戏，让学生根据教师的演奏旋律判断，只有听到腹颤音才能往前走一格，否则原地等待，并根据听到腹颤音的次数来确定向前走的步数。不同的格子内的游戏任务不同，学生还要完成任务，才能获得最终的“宝藏”奖励。注重鼓励式引导和评价，让特殊学生在情境中亲身参与体验成功。

3. 教学方法

游戏教学法、综合教学法、沉浸体验式教学法、引导鼓励式教学法。

（二）教学分析

1. 教学内容

12孔陶笛乐曲《我和你》是2008年北京奥运会开幕式的主题曲，它的旋律朗朗上口，中文歌词部分虽简单，却蕴含着浓厚的“中华符号”，彰显出人本理念，歌曲将民族元素和国际风格相结合，凸显了对世界和平的美好愿景。

陶笛教学除了要求学生掌握陶笛音阶的基本吹奏指法和音阶外，还要求他们初步学习腹颤音，以舒缓而温情的方式表现乐曲的宁静与柔和，感受地球村的和谐致远。

2. 教学联系

欣赏《我和你》陶笛音乐的音乐情感、音乐形式、音乐风格，学习演奏《我和你》陶笛音乐，改编、创编陶笛音乐，联系社会生活，将音乐与创作背景相结合，挖掘音乐曲目背后的艺术性与人文性，理解《我和你》蕴含的深刻意义，让学生感受奥运人文精神与民族自豪感。

3. 学生能力与经验

本班为二年级，共有4名特殊学生。

特1：中度智力障碍。对陶笛音乐有一定的学习兴趣，手眼的协调性差，音准一般，对歌曲的感受能力一般，节奏感弱。

特2：中度孤独症。节奏感强，对陶笛音乐有一定的学习兴趣，精细动作能力较好，但注意力分散，存在情绪障碍。

特3：发育迟缓。对陶笛音乐有一定的学习兴趣，节奏较差，音准较弱。手眼协调性较差，精细动作能力较差。

特4：语言障碍。对陶笛音乐有一定的学习兴趣，手眼协调性好，节奏较好，对歌曲的感受能力较好。

（三）教学目标与教学重难点

1. 总目标要求

特殊学生能够通过欣赏和表现陶笛乐曲，激发学习兴趣，参与陶笛音乐实践活动，促进身心发展，习得陶笛演奏技能，实现注意力康复、情绪康复、社会性康复，提升社会适应力，更好地融入社会。

2. 单元目标要求

（1）知识与技能：

①了解《我和你》的曲调风格，感知音乐节奏，完成音乐律动活动。

②了解陶笛《我和你》的吹奏技能，熟练吹奏完整的歌曲《我和你》。

（2）过程与方法：

①在共同创编《我和你》的过程中，培养想象力和创造力。

②能在表演《我和你》的过程中学会合作，提高社会交往能力。

（3）情感态度价值观：

在宁静与柔和的乐曲中，感受人们对世界和平的美好愿景，理解《我和你》蕴含的深刻意义，感受奥运人文精神与民族自豪感。

3. 教学重难点

掌握陶笛的演奏技巧；感受和表现音乐的情绪与情感。

（四）教学流程

表 8－11　第一节：律动教学

教学资源	教学活动	教学目标	时间	普	特 1	特 2	特 3	特 4
北京奥运会视频	激发动机： 以学校运动会引出北京奥运会	完成歌词念白接力						
多媒体课件	新授活动： 播放歌曲《我和你》	1. 能专注倾听乐曲 2. 能跟着乐曲哼唱						
多媒体课件	发展活动： 1. 请学生随音乐打节奏 2. 教师指导学生按照简谱，跟随音乐打击 4/4 拍节奏	1. 能学习和掌握 4/4 拍节奏 2. 能在教师的协助下逐句打出节奏						
	音乐反应游戏（单人和师生同伴互动）	1. 随节奏做出相应的反应 2. 创造简单的节奏						
奥运圣火、地球村等道具	综合活动： 教师使用道具，带领学生逐节学习用肢体动作演绎歌曲	1. 学生能够跟随教师分段学习舞蹈动作 2. 学生能根据曲目的情感表达匹配舞蹈动作						

（续上表）

教学资源	教学活动	教学目标	时间	普	特1	特2	特3	特4
	音乐律动游戏（单人和师生同伴互动）	1. 将不同的身势律动与音乐相结合 2. 创造简单的律动活动						
多媒体课件	巩固练习： 1. 教师引导学生用肢体演绎《我和你》，指导学生完整表演 2. 引导学生创编动作	1. 能在教师协助下表演律动舞蹈 2. 能在协助下创编舞蹈动作						
多媒体课件	拓展活动： 教师指导学生分工合作共同表演《我和你》音乐舞蹈	在教师协助下共同完成《我和你》的音乐舞蹈演出						

表8－12　第二节：陶笛吹奏技巧教学（指法）

教学资源	教学活动	教学目标	时间	普	特1	特2	特3	特4
12孔陶笛、多媒体课件	准备活动： 复习陶笛演奏的基本指法、音阶	能按照教师要求演奏陶笛热身音阶						
12孔陶笛	激发动机： 教师示范演奏《我和你》	聆听乐曲，感受音乐传递的情感						

（续上表）

教学资源	教学活动	教学目标	时间	普	特1	特2	特3	特4
多媒体课件、12孔陶笛	新授活动： 教师示范演奏陶笛，带领学生在音乐游戏中学习《我和你》陶笛曲谱。 1. 音乐语言游戏（唱曲谱） 2. 音乐反应游戏（拆解节奏） 3. 音乐聆听游戏（逐节学习陶笛乐曲）	1. 能在辅助下接力视唱曲谱 2. 能够通过拍手、拍腿等感受节奏变幻 3. 能跟随教师学习吹奏陶笛技巧						
多媒体课件、12孔陶笛	巩固练习： 1. 指导学生独立演奏完整曲目 2. 指导学生共同合奏	1. 在教师协助下逐节演奏 2. 学生在指导下合奏						

表8－13　第三节：陶笛吹奏技巧教学（呼吸）

教学资源	教学活动	教学目标	时间	普	特1	特2	特3	特4
多媒体课件、12孔陶笛	复习导入： 教师与学生共同演奏《我和你》	1. 能独立演奏《我和你》 2. 能在教师辅助下演奏						

（续上表）

教学资源	教学活动	教学目标	时间	普	特1	特2	特3	特4
12孔陶笛	知识新授： 教师和学生对比示范演奏《我和你》，引导学生表达对音乐的感受	1. 能探索和发现腹颤音技巧 2. 能说出腹颤音技巧对演奏的影响						
多媒体课件、12孔陶笛	发展活动： 学习陶笛演奏腹颤音技巧	能在提示下运用腹颤音技巧演奏						
	音乐反应游戏（单人和师生同伴互动）	1. 根据听到的腹颤音做出反应 2. 根据游戏指令吹奏腹颤音						
多媒体课件、12孔陶笛	综合活动： 教师指导学生运用腹颤音演奏。 1. 学生独立演奏 2. 指导学生共同合奏	1. 掌握陶笛腹颤音的演奏技巧，能完整独立地演奏 2. 在指导下合奏						

表 8－14 第四节：合奏教学

教学资源	教学活动	教学目标	时间	普	特1	特2	特3	特4
多媒体课件、12孔陶笛、打击乐器	复习导入： 教师带领学生共同演奏《我和你》，教师用打击乐器伴奏，学生演奏	能在教师提示下演奏						

（续上表）

教学资源	教学活动	教学目标	时间	普	特1	特2	特3	特4
多媒体课件、12孔陶笛、打击乐器	知识新授： 1. 教师引导学生随音乐伴奏 2. 教师带领学生分节学习使用打击乐器给《我和你》伴奏	1. 能在教师的提示下使用打击乐器随音乐伴奏 2. 能使用打击乐器准确地表现节奏的强弱、轻重等音乐要素						
12孔陶笛、打击乐器	音乐游戏： （单人和师生同伴互动）	能使用打击乐器为《我和你》接力伴奏						
多媒体课件、12孔陶笛、打击乐器	发展活动： 引导学生创编打击乐器伴奏《我和你》	能在陶笛演奏《我和你》时自由加入打击乐器伴奏						
多媒体课件、12孔陶笛、打击乐器	综合活动： 教师指导学生分工合作演奏《我和你》（伴奏版）	1. 能运用、创编打击乐器合奏 2. 能相互合作、互相配合进行陶笛演奏						

表8－15　第五节：情感态度教学

教学资源	教学活动	教学目标	时间	普	特1	特2	特3	特4
多媒体课件	激发动机： 播放《北京欢迎你》与《我和你》作对比，说一说感受	1. 能感受不同歌曲的曲风变化 2. 能欣赏和表达音乐传递的情绪和情感						

（续上表）

教学资源	教学活动	教学目标	时间	普	特 1	特 2	特 3	特 4
多媒体课件	发展活动： 播放纪录片《北京奥运会开幕式》，感知歌曲的创作背景和特点	1. 能安静观看故事片 2. 能复述纪录片内容 3. 能感受奥运会传递的顽强拼搏的奥运精神以及对世界和平的美好祝愿						
多媒体课件	综合活动： 了解北京奥运会之后，让学生自由发表对《我和你》这首歌曲的评价和感受	1. 能理解和感受《我和你》所表达的音乐情感 2. 能在教师的提示下感受强烈的民族自豪感和天下大同的和谐致远						
多媒体课件、12 孔陶笛、打击乐器、舞台道具等	提升巩固： 教师指导学生以《我和你》为素材共同创编陶笛音乐剧，运用陶笛、打击乐器、舞蹈等元素。 1. 能在教师协助下合作演出音乐剧 2. 能相互合作、互相配合演出音乐剧							

四、《龙的传人》教学方案

（一）教学理念、特色、方法

1. 教学理念

（1）文化传承。《龙的传人》以歌词为线索介绍祖国河山，诠释了中华民族传统文化元素——龙。《龙的传人》将中国比作龙，将中华民族比作龙的传人，体现出了强烈的民族自豪感和文化认同感。《龙的传人》陶笛融合课堂教学，让特殊学生了解龙的象征意义，与龙相关的传统习俗、神话故事等，增强特殊学生的文化自信和文化认同感，自觉传承民族文化。

（2）情感共鸣。《龙的传人》陶笛融合课堂教学，以立德树人为宗旨，关注特殊学生的精神文明建设，充分挖掘陶笛乐曲蕴含的浓烈的家国情怀，将艺术素养与人文精神相结合，帮助特殊学生树立正确的人生观、价值观和世界观，引导特殊学生产生情感共鸣，将爱国主义根植于内心，加强特殊学生的爱国主义教育，激发特殊学生的爱国热情，弘扬爱国主义精神，激发特殊学生的爱国情怀和民族自豪感，增强特殊学生的民族认同感和归属感。

2. 教学特色

注重音乐康复。

（1）音乐表达。孤独症儿童的语言表达大多存在语言反复和刻板等问题，音乐和语言表达之间存在着共通性，音乐表达训练能够提高语言表达和反应能力。《龙的传人》陶笛音乐康复教学中的歌词念白环节，通过将书面的歌词转化为口语沟通，首先由教师唱完全词，接着再逐句范唱，每句歌词只唱开头一个词就停顿，引导学生接唱一整句歌词，若学生完成85%的接唱率，即基本掌握。音乐表达在教学实施时需要师生或生生间合作完成，学生必须将注意力都集中于歌词、旋律等方面，才能完成训练。因此，音乐表达训练也能够增强孤独症儿童对外界刺激的敏感度，提高社会互动。

（2）情绪控制。孤独症儿童能够通过陶笛乐器演奏舒缓和表达情绪，提高对情绪的控制力，以陶笛音乐作为沟通的桥梁，能够提高孤独症儿童的社会交往能力，在演奏中提高孤独症儿童的自信心。在《龙的传人》陶笛音乐康复教学中，教师通过调整音乐旋律的高低、音乐速度的快慢、音乐力度的强弱，能够舒缓和平复孤独症儿童的情绪。同时，引导孤独症儿童运用陶笛乐器进行正向表达，通过即兴演奏表达心里的情绪和感受，帮助孤独症儿童正确地控制和表达情绪，提高沟通交往意识和动机。

3. 教学方法

游戏教学法、综合教学法、沉浸体验式教学法、引导鼓励式教学法。

（二）教学分析

1. 教学内容

乐曲《龙的传人》创作于1978年，在自然流畅、节奏平稳的旋律中传递出强烈的民族自豪感，表达了浓厚的爱国热情和高尚的民族情怀。陶笛教学除以掌握陶笛音阶的基本吹奏指法和音阶为目标外，还要让学生初步学习连音吹奏技法。整首乐曲旋律接近语言音调，娓娓道来，直抒胸臆。

2. 教学联系

欣赏《龙的传人》陶笛音乐的音乐情感、音乐形式、音乐风格，学习演奏《龙的传人》陶笛音乐，改编、创编陶笛音乐，联系社会生活，将音乐与创作背景相结合，挖掘音乐曲目背后的艺术性与人文性，理解《龙的传人》蕴含的深刻意义，让学生感受爱国情怀和民族自豪感。

3. 学生能力与经验

本班为二年级，共有4名特殊学生。

特1：中度智力障碍。对陶笛音乐有一定的学习兴趣，手眼的协调性差，音准一般，对歌曲的感受能力一般，节奏感弱。

特2：中度孤独症。节奏感强，对陶笛音乐有一定的学习兴趣，精细动作能力较好，但注意力分散，存在情绪障碍。

特3：发育迟缓。对陶笛音乐有一定的学习兴趣，节奏较差，音准较弱。手眼协调性较差，精细动作能力较差。

特4：语言障碍。对陶笛音乐有一定的学习兴趣，手眼协调性好，节奏较好，对歌曲的感受能力较好。

（三）教学目标与教学重难点

1. 总目标要求

特殊学生能够通过欣赏和表现陶笛乐曲，激发学习兴趣，参与陶笛音乐实践活动，促进身心发展，习得陶笛演奏技能，实现注意力康复、情绪康复、社会性康复，提升社会适应力，更好地融入社会。

2. 单元目标要求

（1）知识与技能：

①了解《龙的传人》的曲调风格，感知音乐节奏，完成音乐律动活动。

②了解《龙的传人》的陶笛吹奏技能，熟练吹奏完整的歌曲。

（2）过程与方法：

①共同创编《龙的传人》过程中，培养想象力和创造力。

②能在表演《龙的传人》过程中学会合作，提高社会交往能力。

（3）情感态度价值观：

在流畅自然、娓娓道来的乐曲中，感受爱国之情，理解《龙的传人》蕴含的民族自豪感。

3. 教学重难点

掌握陶笛的演奏技巧；感受和表现音乐的情绪与情感。

（四）教学流程

表 8－16 第一节：律动教学

教学资源	教学活动	教学目标	时间	普	特 1	特 2	特 3	特 4
《我的中国心》多媒体视频	激发动机： 以《我的中国心》引出《龙的传人》歌曲	完成歌词念白接力						
多媒体课件	新授活动： 播放歌曲《龙的传人》	1. 能专注地倾听乐曲 2. 能跟着乐曲哼唱						

（续上表）

教学资源	教学活动	教学目标	时间	普	特 1	特 2	特 3	特 4
多媒体课件	发展活动： 1. 请学生随音乐打节奏 2. 教师指导学生按照简谱，跟随音乐打击 4/4 拍节奏	1. 能学习和掌握 4/4 拍节奏 2. 能在教师的协助下逐句打出节奏						
	音乐反应游戏（单人和师生同伴互动）	1. 随节奏做出相应的反应 2. 创造简单的节奏						
舞龙等道具	综合活动： 教师使用道具，带领学生逐节学习，用肢体动作演绎歌曲	1. 学生能够跟随教师分段学习舞蹈动作 2. 学生能根据曲目的情感表达匹配舞蹈动作						
	音乐律动游戏（单人和师生同伴互动）	1. 将不同的身势律动与音乐相结合 2. 创造简单的律动活动						

（续上表）

教学资源	教学活动	教学目标	时间	普	特1	特2	特3	特4
多媒体课件	巩固练习： 教师引导学生用肢体演绎《龙的传人》。 1. 指导学生完整表演 2. 引导学生创编动作	1. 能在教师协助下表演律动舞蹈 2. 能在协助下创编舞蹈动作						
多媒体课件	拓展活动：教师指导学生分工合作共同表演《龙的传人》音乐舞蹈	在教师协助下共同完成《龙的传人》的音乐舞蹈演出						

表 8－17　第二节：陶笛吹奏技巧教学（指法）

教学资源	教学活动	教学目标	时间	普	特1	特2	特3	特4
12 孔陶笛、多媒体课件	准备活动： 复习陶笛演奏基本指法、音阶	能按照教师要求演奏陶笛热身音阶						
12 孔陶笛	激发动机： 教师示范演奏《龙的传人》	聆听乐曲，感受音乐传递的情感						

（续上表）

教学资源	教学活动	教学目标	时间	普	特1	特2	特3	特4
多媒体课件、12孔陶笛	新授活动： 教师示范演奏陶笛，带领学生在音乐游戏中学习《龙的传人》陶笛曲谱。 1. 音乐语言游戏（唱曲谱） 2. 音乐反应游戏（拆解节奏） 3. 音乐聆听游戏（逐节学习陶笛乐曲）	1. 能在协助下接力视唱曲谱 2. 学生能够通过拍手、拍腿等感受节奏变化 3. 能跟随教师学习吹奏陶笛技巧						
多媒体课件、12孔陶笛	巩固练习： 1. 指导学生独立演奏完整曲目 2. 指导学生共同合奏	1. 在教师协助下逐节演奏 2. 能在指导下合奏						

表8-18　第三节：陶笛吹奏技巧教学（呼吸）

教学资源	教学活动	教学目标	时间	普	特1	特2	特3	特4
多媒体课件、12孔陶笛	复习导入： 教师与学生共同演奏《龙的传人》	1. 能独立演奏 2. 能在教师协助下演奏						

（续上表）

教学资源	教学活动	教学目标	时间	普	特1	特2	特3	特4
12孔陶笛	知识新授： 教师和学生对比示范演奏《龙的传人》，引导学生表达音乐感受	1. 能探索和发现连音技巧 2. 能说出连音技巧对演奏的影响						
多媒体课件、12孔陶笛	发展活动： 学习陶笛演奏连音技巧	能在提示下运用连音技巧演奏						
	音乐反应游戏（单人和师生同伴互动）	1. 根据听到的腹颤音做出反应 2. 根据游戏指令吹奏腹颤音						
多媒体课件、12孔陶笛	综合活动： 教师指导学生运用连音演奏。 1. 学生独立演奏 2. 指导学生共同合奏	1. 掌握陶笛连音的演奏技巧，完整独立地演奏 2. 能在指导下合奏						

表8－19　第四节：合奏教学

教学资源	教学活动	教学目标	时间	普	特1	特2	特3	特4
多媒体课件、12孔陶笛、打击乐器	复习导入： 教师带领学生共同演奏《龙的传人》，教师用打击乐器伴奏，学生演奏	能在教师提示下演奏						

（续上表）

教学资源	教学活动	教学目标	时间	普	特1	特2	特3	特4
多媒体课件、12孔陶笛、打击乐器	知识新授： 1. 教师引导学生随音乐伴奏 2. 教师带领学生分节学习使用打击乐器给《龙的传人》伴奏	1. 能在教师的提示下使用打击乐器随音乐伴奏 2. 能使用打击乐器准确地表现节奏的强弱、轻重等音乐要素						
12孔陶笛、打击乐器	音乐游戏（单人和师生同伴互动）	能使用打击乐器为《龙的传人》接力伴奏						
多媒体课件、12孔陶笛、打击乐器	发展活动： 引导学生创编打击乐器伴奏《龙的传人》	能在陶笛演奏《龙的传人》时自由加入打击乐器伴奏						
多媒体课件、12孔陶笛、打击乐器	综合活动： 教师指导学生分工合作演奏《龙的传人》（伴奏版）	1. 能运用创编打击乐器合奏 2. 能相互合作、互相配合进行陶笛演奏						

表8－20　第五节：情感态度教学

教学资源	教学活动	教学目标	时间	普	特1	特2	特3	特4
多媒体课件	激发动机： 播放《我的中国心》，与《龙的传人》作对比，请学生说一说对音乐的感受	1. 能感受不同歌曲的曲风变化 2. 能欣赏和表达音乐传递的情绪和情感						

（续上表）

教学资源	教学活动	教学目标	时间	普	特 1	特 2	特 3	特 4
多媒体课件	发展活动： 播放纪录片《龙的传人》，感知歌曲的创作背景和特点	1. 能安静地观看故事片 2. 能复述纪录片内容 3. 能感受纪录片传递的爱国之情和民族自豪感						
多媒体课件	综合活动： 了解《龙的传人》创作背景后，让学生自由发表对《龙的传人》这首歌曲的评价和感受	1. 能理解和感受《龙的传人》所表达的音乐情感 2. 能在教师的提示下感受强烈的爱国之情和民族自豪感						
多媒体课件、12 孔陶笛、打击乐器、舞台道具等	提升巩固： 教师指导学生以《龙的传人》为素材共同创编陶笛音乐剧，运用陶笛演奏、打击乐器、舞蹈等元素	1. 能在教师协助下进行合作演出音乐剧 2. 能相互合作、互相配合演出音乐剧						

表 8-21 《七彩的陶笛生活——采茶扑蝶》未来课堂教学设计

科目：唱游与律动　　　　学段：培智初中

班级	七（2）班	年龄范围	13~14 岁	人数	12	男	9	女	3
课题	七彩的陶笛生活——采茶扑蝶			教材	陶笛校本教材				
学生分析	七年级的学生已经养成良好的常规课堂习惯，思维能力也有了一定的提高和发展。他们对陶笛音乐有了初步感性的体验，在循序渐进地感受陶笛音乐的基础上，提高了对陶笛音乐的感知力和表现力。A 层学生音乐素养较好，对陶笛音乐有一定的学习兴趣，手眼的协调性较好，但音准一般，对歌曲的感受能力一般，节奏感弱；B 层学生手眼的协调性稍差，音乐表现力一般，注意力容易分散；C 层学生多为重度智力障碍，存在严重情绪行为问题，课堂参与度不高								
教学内容分析	歌曲《采茶扑蝶》是一首欢快活泼的歌曲，2/4 拍，五声调式。歌曲为一段体结构，通过陶笛的演绎分为三个乐句：第一乐句用重复的手法呈现歌曲的主旋律，“2-5”四度跳进使得歌曲具有浓郁的山歌风格；第二乐句加入连续的十六分音符，表现了小女孩光着脚丫手提竹质小篮蹦蹦跳跳跑进茶园的天真形象；第三乐句“5-6”的九度大跳给人以强烈的收束感。歌曲的词曲结合紧密，歌词中的“蹑手蹑脚”“且钻且藏”等词语形象地描绘了小女孩在采茶时的灵巧身影，使整个陶笛歌曲更加富有朝气								
育人立意	生活靠劳动创造，人生也靠劳动来创造。特殊孩子亦是如此。通过陶笛歌曲的欣赏和吹奏，让学生感受陶笛音乐的魅力，锻炼手指协调能力，达到其稳定情绪的目的。同时，让学生树立劳动光荣的观念——自己的事情自己做，用陶笛音乐播种劳动的希望，在陶笛音乐中体会大自然的美好、了解劳动最光荣的道理，引导特殊学生从小树立爱劳动、爱生活的美好情操								

（续上表）

未来课堂教学理念与相关策略	基于未来课堂教育教学时代背景，课堂教学将充分体现互联网思维，包括个别化学习、精准学习和深度学习，注重以特殊学生为中心，以精准的评估和定位为导向，在集体教学中进行个别化的调整和支持。为此，在本节课中将主要使用以下教学策略： 1. 支架式教学 强调教师为学生搭建概念框架，分步骤完成对目标的学习，使学习者的能力沿着支架从一个水平提升到更高的水平。本节课中，教师将分别以授课教师的引导、助理教师的辅助、同样的支持等作为不同形式和程度的支架，创建积极的师生互动环境，引导学生逐步理解并掌握知识技能 2. 多重范例 根据既往教学经历发现，在陶笛演奏时的动手操作环节，不同的孔的发音、气息不同的呈现方式对学生的学习来说都是不同的，因此在教学中要尽量为学生呈现不一样的范例，帮助学生初步感知陶笛的基本特征，将陶笛演奏技巧弱化，更加侧重感受陶笛音乐本身 3. 同伴示范 在分组教学中，每个小组中学生的能力水平有较大差异，因此在小组内部，将使用同伴示范的方式，请程度较好的学生先进行任务的学习，之后让其引导和辅助其他同伴完成任务
教学资源	1. 辅助技术支持：个别化课件（针对不同学生设计分层课件）、平板电脑（4台） 2. 行为管理支持：代币、视觉提示材料等 3. 其他资源：陶笛、非洲鼓、沙锤和三角铁、白纸和水粉颜料等

（续上表）

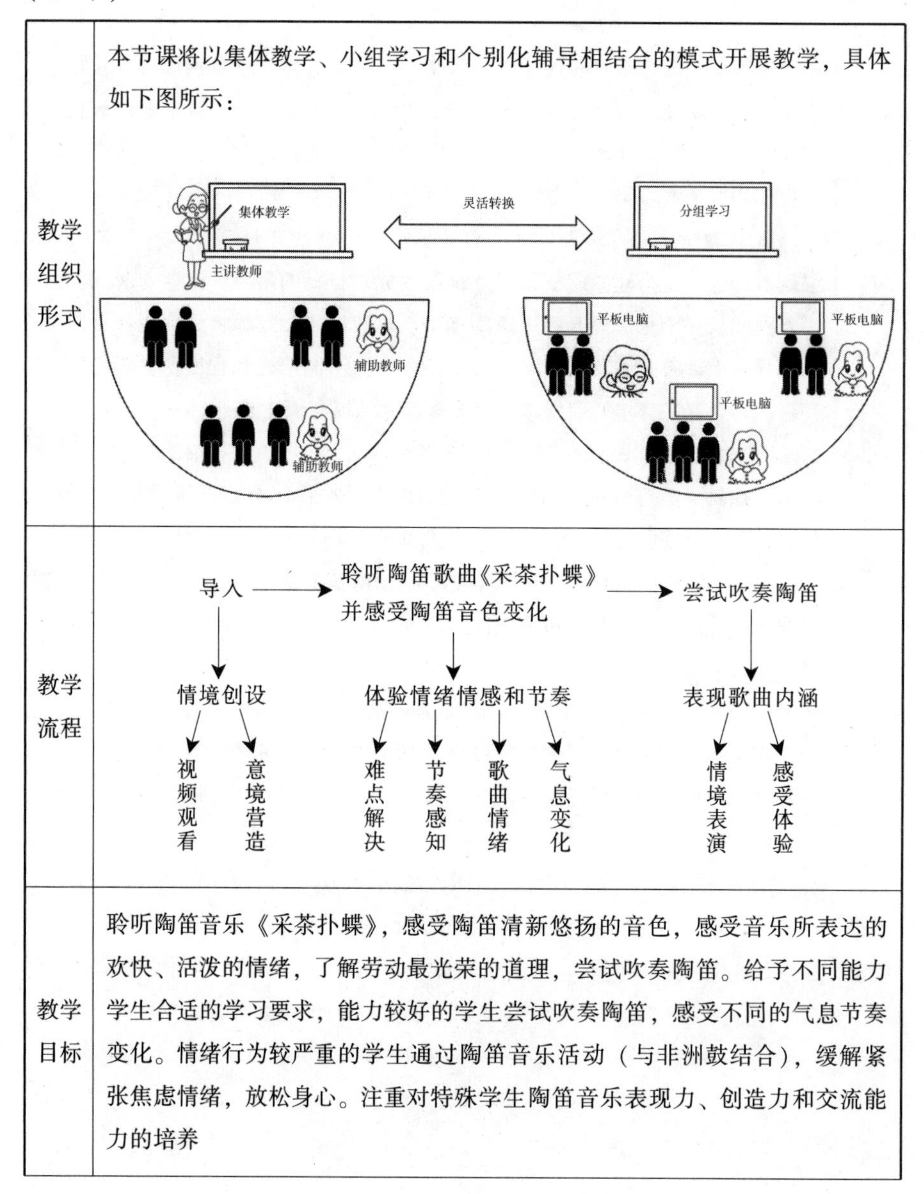

教学组织形式	本节课将以集体教学、小组学习和个别化辅导相结合的模式开展教学，具体如下图所示： 集体教学 主讲教师 灵活转换 分组学习 辅助教师 辅助教师 平板电脑 平板电脑 平板电脑
教学流程	导入 → 聆听陶笛歌曲《采茶扑蝶》并感受陶笛音色变化 → 尝试吹奏陶笛 导入 → 情境创设 → 视频观看、意境营造 聆听陶笛歌曲《采茶扑蝶》并感受陶笛音色变化 → 体验情绪情感和节奏 → 难点解决、节奏感知、歌曲情绪、气息变化 尝试吹奏陶笛 → 表现歌曲内涵 → 情境表演、感受体验
教学目标	聆听陶笛音乐《采茶扑蝶》，感受陶笛清新悠扬的音色，感受音乐所表达的欢快、活泼的情绪，了解劳动最光荣的道理，尝试吹奏陶笛。给予不同能力学生合适的学习要求，能力较好的学生尝试吹奏陶笛，感受不同的气息节奏变化。情绪行为较严重的学生通过陶笛音乐活动（与非洲鼓结合），缓解紧张焦虑情绪，放松身心。注重对特殊学生陶笛音乐表现力、创造力和交流能力的培养

（续上表）

<table>
<tr><td>重点</td><td colspan="3">感受陶笛乐曲的魅力并注重音乐和节奏的结合，肢体动作（吹奏陶笛时的手指灵活度及打击非洲鼓的手部动作等）和多感官参与等</td></tr>
<tr><td>难点</td><td colspan="3">结合陶笛舒缓的节奏和急促的节奏，让学生学会合理控制和表达自己的情绪</td></tr>
<tr><td></td><td>教师活动</td><td>学生活动</td><td>未来课堂设计意图</td></tr>
<tr><td>教学过程</td><td>一、课前开展项目式学习
1. 教师设计学习问题
2《走进非物质文化遗产——陶笛项目式计划》
3. 陶笛文化历史背景研究
4. 请你挑选一个你最感兴趣的题目来研究——我最想研究：
(1) 什么是非物质文化遗产
(2) 陶笛名字的由来
(3) 陶笛的种类
(4) 陶笛的材质
(5) 陶笛的起源
(6) 陶笛与中国文化
以上题目我都不感兴趣，我想研究的是____________________。
我的题目：
我的研究内容：
我的研究过程：
(1) 第一步：
(2) 第二步：
(3) 第三步：</td><td>学生在查阅资料的过程中有所思考，将自主探索到的陶笛相关知识内化总结，用思维导图的形式整理陶笛发展史，建构陶笛的历史文化体系。学生也能够通过查阅资料，对收集到的信息进行简单的处理，用手抄报等方式介绍自己对陶笛起源的基本了解，在家长和教师的协助下搜集相关资料，用图片解说等方式呈现自己的学习成果
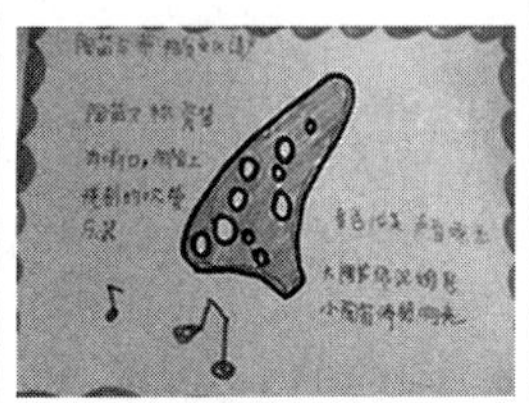
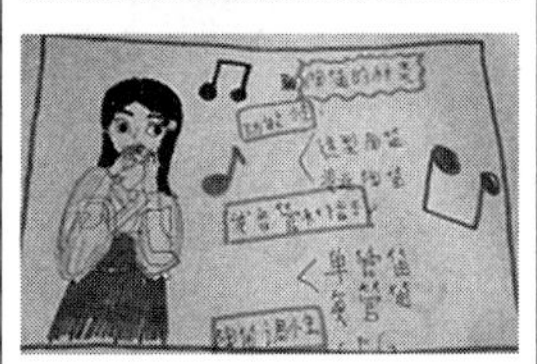
学生自制陶笛手抄报和思维导图</td><td>1. 未来课堂一直强调构建新型课堂形态，转变教师教学观念与教学行为，聚焦学生自主学习的学习能力。开展项目式学习《走进非物质文化遗产——陶笛项目式计划》，帮助学生通过自主学习、合作探究的方式，满足其不同的学习需求，激发学生的问题意识，让学生在自主学习、小组讨论、生生互学中增强团队合作意识
2. 学生在教师和家长引导下查找相关陶笛资料，观看陶笛表演等实践活动，了解和传承陶笛的历史文化，以感知—理解—体验—创造为主线，课内和课外双重结合，丰富学习形式，拓宽学习渠道，落实学习效果，为接下来的教学做好准备</td></tr>
</table>

(续上表)

	研究时间： 研究方法： 需要的支持： 成果展示形式： 可能遇到的困难：		
教学过程	**二、创设情境，营造氛围** 1. 课前将相应资料通过微信群共享到学生的平板电脑 2. 课前两分钟，播放舒缓的陶笛音乐	1. 听着美妙的陶笛音乐，提前为这节课做准备，感受身心放松和愉悦的氛围 2. 通过观看视频，让学生联想场景，激发学生的好奇心和学习兴趣	1. 提供有关陶笛音乐的知识和演奏技巧的资料，为学生的学习提供便利，为下面的教学环节做好准备 2. 创设学习情境，营造轻松愉快的学习氛围，尤其是微信软件的运用，极大地激发了学生的学习动机
	三、示范引导，激发兴趣 1. 播放陶笛音乐《采茶扑蝶》，伴随音乐，大屏幕显示相应的 Flash 画面 2. 练唱相应的乐句，呈现动态曲谱，感受歌曲拍子的韵律 3. 播放校庆陶笛演出视频《采茶扑蝶》 4. 教师演奏陶笛音乐《采茶扑蝶》，让学生认真聆听，感受陶笛演奏时的节奏变化	通过听一听、唱一唱、吹一吹环节感受陶笛音乐的魅力和特点。结合平板电脑进行陶笛指法练习，然后自己尝试吹奏6孔陶笛，感受指尖灵动对陶笛音色的影响，从抽象过渡到陶笛具体实物	1. 通过平板电脑中的动态曲谱展示，帮助学生在陶笛吹奏前感受歌曲中的拍子的韵律，对歌曲有进一步的感知 2. 通过陶笛吹奏感受歌曲二拍子的韵律，A 层学生帮助 B 层和 C 层学生，生生互助，让强带弱，培养生生合作的意识，并养成互帮互助的班风 3. 在陶笛指法练习上，打破枯燥的教师手把手训练，尝试让学生用平板

（续上表）

教学过程	5. 设计陶笛指法练习小游戏，集光、形、色于一体，变静像为动像 6. 指导学生配合气息，应用 6 孔陶笛，从按住 1 孔到两手同时按住多孔，锻炼其手部协调能力，对其手指和手臂活动的主动性和控制能力进行强化 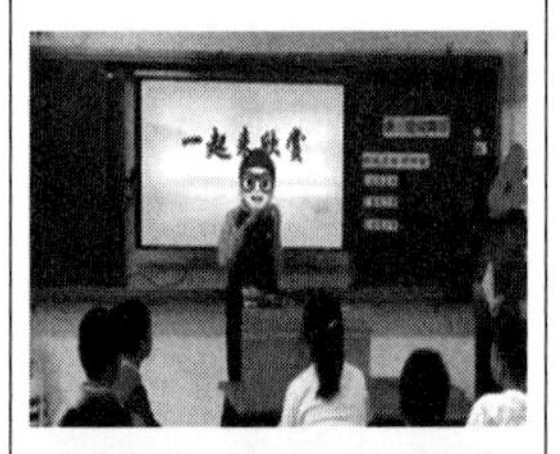 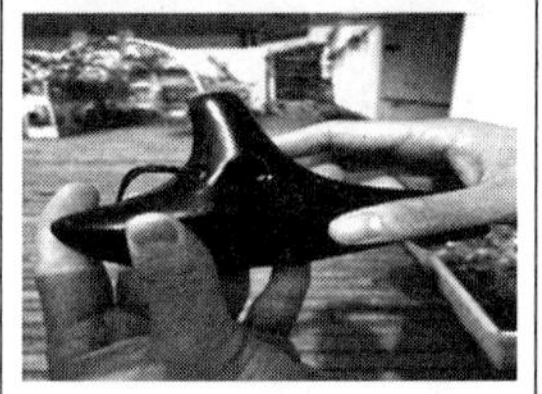		电脑进行练习，再从平板电脑练习逐步过渡到陶笛乐器实物上。方便快捷地把陶笛指法技巧整合起来，教学形象生动，不仅在色彩上给予学生视觉强化，同时配以陶笛温暖治愈的音色，起到安抚学生躁动情绪的作用
	四、感悟理解，综合体验 1. 音乐游戏活动（陶笛与其他乐器组合） 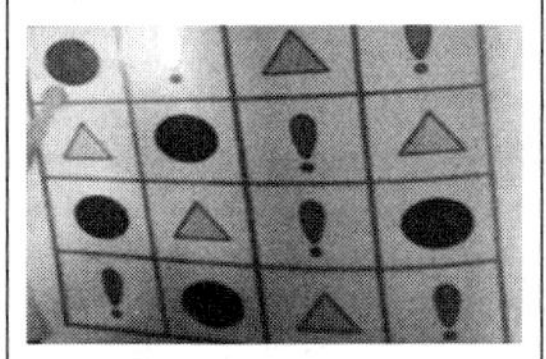 教师借助交互式白板，让学生在平板电脑上进行即兴音乐活动体验	1. 学生看到教师指认的图形后给予反馈 2. 学生随着陶笛音乐和非洲鼓进行律动 3. 学生熟悉音乐活动流程后，可以将方框中的图形和对应的乐器替换，增加理解和执行指令的难度	1. 未来课堂鼓励特殊学生尝试担任引导者的角色，从理念上要以促进人的成长为根本目标，在环境上要求与新技术有机地融合在一起，从而改善教学效果和学生学习感受。尤其是情绪问题较为严重的孤独症学生，要帮助他们学会

（续上表）

教学过程	2. 教师向学生介绍音乐活动的规则：如上图所示，圆形代表沙锤，三角形代表非洲鼓，感叹号代表陶笛。让学生熟记，当教师指认某个图形时，拿着相应乐器的学生应立即吹奏或敲击乐器一次 3. 教师辅导学生用非洲鼓敲出稳定持续、类似于“滴答滴答”钟表声的节奏 4. 画出采茶场景，完成绘画作品。教师准备白纸、画笔及水粉颜料。 活动步骤：播放陶笛音乐《采茶扑蝶》，老师边播放边讲解歌词，当说到“suo luo，suo luo，li suo”时，让同学围坐在一起。当说到“采呀，采呀，片片茶叶片片香。手提篮儿采茶瓣”时，让学生模仿提篮采茶的动作；发放工具，引导学生画出山丘和茶树等并逐一点评学生作品；最后让学生尝试用陶笛吹奏“suo luo，suo luo，li suo”		自主表达诉求和进行换位思考 2. 在音乐游戏活动中是一个团体在完成任务，借助交互式白板，让他们的情绪得到梳理、归因和表达

（续上表）

教学过程	**五、教师总结、体会寓意** 1. 总结陶笛演奏的基本规律和小技巧 2. 引导学生随着陶笛音乐创编浇水、翻土、采摘等劳动动作。根据学生能力，分层要求 3. 教师吹奏陶笛，再次感受陶笛音乐的魅力	1. 学生认真聆听陶笛音乐 2. 手指随着旋律摆动并模仿采茶的动作 3. 将手部动作延伸到画纸上，以点带面，用画笔在白纸上画出山丘和茶叶等 4. 学生在画纸的空白处涂上颜色，形成自己的绘画作品，尝试拍照并投屏展示自己的作品 5. 用欢快的表情陶笛吹奏出“suo luo，suo luo，li suo”	特殊儿童群体因为自身的生理原因，通常在自信心和社会交往方面存在障碍，陶笛音乐与绘画的有机结合为学生提供开放轻松的交往环境，用平板电脑自行上传作品，让学生掌握简单的现代技术，也符合未来课堂关于教育方式方法的变革，达到让特殊学生也能体验完满生活的教育目标
	六、布置作业、家校合作 1. 布置作业：在家长的辅助下练习手握陶笛和手指覆孔等 2. 上传练习视频到班级群，完成打卡后会获得相应代币	1. 学生认真聆听教师总结，并根据示范，练习手握陶笛和手指覆孔等 2. 学生在教师创设的情境教学中，化身成光荣的采茶劳动者，边听边舞，心情愉快地表演。让学生初步理解“劳动创造美好未来”的观念	这一部分应用希沃白板软件中的时间胶囊功能，采用“互动课件＋录音＋语言识别”方式记录下本节课的全过程。课后将整节课上传到云平台，与大家共享。同时，将所学延伸到家庭，将相关练习推送到家校平台，巩固所学，强化新知
教学效果评价	本节音乐课遵循未来课堂评价中的过程性评价和结果性评价相结合、生生评价和教师评价相结合的原则，对学生学习过程中表现的兴趣、态度、参与程度、任务完成情况以及形成的作品进行综合评价。评价力求满足学生对成功的渴望，激发学生的学习潜能		

（续上表）

<table>
<tr><td>教学效果评价</td><td>
<table>
<tr><th>学生姓名</th><th colspan="3">要求达成任务</th><th colspan="3">实际达成次数</th><th>实际达成率</th><th>实际达成有效率</th></tr>
<tr><td></td><td>难</td><td>一般</td><td>易</td><td>难</td><td>一般</td><td>易</td><td></td><td></td></tr>
<tr><td>小淇</td><td>3</td><td>9</td><td>8</td><td>2</td><td>9</td><td>8</td><td>95%</td><td>95%</td></tr>
<tr><td>小星</td><td>3</td><td>9</td><td>8</td><td>2</td><td>9</td><td>8</td><td>95%</td><td>95%</td></tr>
<tr><td>小怡</td><td>3</td><td>9</td><td>8</td><td>1</td><td>9</td><td>8</td><td>90%</td><td>96%</td></tr>
<tr><td>小曦</td><td>3</td><td>9</td><td>8</td><td>1</td><td>5</td><td>7</td><td>65%</td><td>91%</td></tr>
<tr><td>小晨</td><td>3</td><td>9</td><td>8</td><td>1</td><td>8</td><td>7</td><td>80%</td><td>100%</td></tr>
<tr><td>小祺</td><td>3</td><td>9</td><td>8</td><td>1</td><td>8</td><td>7</td><td>80%</td><td>89%</td></tr>
<tr><td>小坤</td><td>3</td><td>9</td><td>8</td><td>0</td><td>6</td><td>8</td><td>70%</td><td>76%</td></tr>
<tr><td>小睿</td><td>3</td><td>9</td><td>8</td><td>0</td><td>6</td><td>6</td><td>60%</td><td>100%</td></tr>
<tr><td>小凡</td><td>3</td><td>9</td><td>8</td><td>1</td><td>5</td><td>6</td><td>60%</td><td>77%</td></tr>
<tr><td>小红</td><td>3</td><td>9</td><td>8</td><td>0</td><td>3</td><td>6</td><td>45%</td><td>70%</td></tr>
<tr><td>小锋</td><td>3</td><td>9</td><td>8</td><td>0</td><td>1</td><td>5</td><td>30%</td><td>58%</td></tr>
<tr><td>小华</td><td>3</td><td>9</td><td>8</td><td>0</td><td>1</td><td>4</td><td>25%</td><td>8%</td></tr>
</table>
</td></tr>
<tr><td>教学反思</td><td>未来课堂相比传统课堂更注重信息技术和课堂效率的融合。在未来课堂环境下如何建构教学环节、教学策略、技术支持的和谐生态关系以及在未来课堂中教师实践教学策略的使用情况一直是未来课堂关注的问题。特殊儿童一般存在着广泛性发展障碍，主要表现为社交障碍、语言障碍和情绪行为问题等，重复的刻板行为和沟通障碍使他们在音乐课堂中参与度不高，更不用说体验愉悦的情绪、享受美的熏陶等音乐目标的有效达成。为了改变这一现状，我们一直致力于将陶笛这一乐器带进传统音乐课堂，以陶笛为载体，用清新自然的音乐之美影响特殊儿童的精神世界，同时让陶笛音乐成为孤独症儿童康复的重要手段，提高学生的专注力、观察力和想象力，引导其感受、体验、表现陶笛音乐中的丰富元素和情感内涵，改善其不良情绪行为，为更好地融入社会做准备</td></tr>
</table>

（续上表）

教学反思	在本节课中，我们充分利用信息技术手段深入开展项目式学习，帮助学生通过自主学习、合作探究的方式，满足其不同的学习需求，激发其问题意识，让学生在自主学习、小组讨论、生生互学中体会开放式学习的乐趣。在这一过程中利用手机、平板电脑等收集资料，让特殊学生初步感知现代信息技术的便捷。通过平板电脑中的动态曲谱展示，帮助学生在陶笛吹奏前感受歌曲中的拍子的韵律，进一步感知歌曲，设计陶笛指法练习小游戏，集光、形、色于一体，变静像为动像，激发特殊学生学习陶笛的兴趣，调动学生的积极性。借助交互式白板将陶笛音乐与绘画手工有机结合，为学生提供交互显示终端与互动反馈技术；运用希沃白板软件中时间胶囊的功能，将整节课共享到云平台，形成陶笛教学资源 当然，未来课堂为教师提供互动性强、课堂把控性强等良好的教学环境，教学策略变化主要在于和学生的互动上，媒体只起到展示的效果，是一种单项的输出。怎样把特殊学生这个要素融合进来，让教师切实关注到学生在课堂中的生成性成果，还是一个不小的挑战。在未来课堂中，特殊学生如何借助终端有效输出自己的想法和观点，程度较差的学生如何有效参与到未来课堂中，构建自己的认知体系，也是急需解决的问题

第九章　我们与陶笛音乐治疗的故事

一、笛韵传情，让陶笛音乐治疗扎根家庭

在孤独症家庭相互分享、倾听的过程中，不断以优势视角强化、肯定积极方面的经验和做法，帮助孤独症学生明确一个良性的可实现的目标，树立正确的人生态度和生活信念是孤独症学生家长工作的重要内容。通过陶笛对孤独症学生进行音乐治疗后，很多孤独症学生家长都积极配合，加入陶笛音乐治疗的讨论群，分享学生在家练习陶笛的情况。特别是程度较重的孤独症儿童家庭，家长们之间互相鼓励，分享可帮助陷入教育困境的成员缓解或摆脱人生难题的相关信息。面临孤独症儿童教育的问题和压力，孤独症家庭之间彼此互动和沟通，在相互支持中引起社会的共同关注，家长在对待孤独症的心态、情感以及未来的期望方面，有了更清醒的认识，并将心理期望调整到一个更加理性、可实现的状态。同样，家长提升孤独症儿童融入社会的信心，这也会增强家长与家长之间、家长与学校之间的凝聚力。尤其是家长们自发成立的陶笛亲子乐团，到目前为止已参与陶笛演出和比赛20余场。演出活动让社会看到了孤独症群体的现状，更加了解孤独症学生和他们背后的家庭，提升社会对他们的接纳度，为他们融入正常社会生活做准备。一路走来，他们在孩子悠扬的陶笛声中，收获了不一样的美景，体会到别样的幸福。以下是几位学生家长陪伴孩子在陶笛音乐治疗过程中的心得体会。

琪巍妈妈想说的话

琪巍小哥哥学陶笛以来，我作为妈妈真的感受颇深。从开始懵懵懂懂到一知半解，再到每天坚持进行1~2个小时的练习，现在可以跟随着伙伴们一起在台上进行表演，这个过程不知道洒下多少汗水和泪水。琪巍小哥

哥终于慢慢明白了，有付出就有收获，这是最让我欣慰的一点！运用陶笛对孤独症学生进行音乐治疗，改善了琪巍小哥哥一些不良的情绪行为问题，他在学习陶笛过程中锻炼了气息运用的技巧和手指灵活度，提升了专注力。

作为一名孤独症孩子的妈妈，在陪伴孩子练习陶笛的过程中，我也慢慢在改变。开始学习陶笛的时候我情绪焦虑，总觉得孩子进步真的很慢，很多地方不是很理解，以至于怀疑琪巍小哥哥是不是不适合学习陶笛。这个过程中三位老师不断鼓励和开导我，我和孩子终于坚持下来了，庆幸又感恩老师们时常的陪伴！而且我也加入了陶笛亲子乐团，和孩子们一起参加了多场陶笛比赛和公益演出，让琪巍小哥哥更加理解坚持的意义。

学习陶笛让哥哥和妹妹在一起学习交流的时间更多了，也让我们亲子关系更为融洽。现在的琪巍小哥哥暑假可以独立乘车去机构了，我也能稍微放心去做自己的事情。我非常享受这一刻，它让我觉得幸福其实很简单！

在此我最想感谢三位老师，因为有她们不断的无私付出，才有孩子们现在的陶笛音乐生活，陶笛为我们带来了很多希望和梦想！

献上琪巍小哥哥画的吹奏陶笛手绘画。

林昊泓妈妈想说的话

记得当时昊昊对音乐真的是一窍不通，对这方面也不感兴趣，只是我听别人说音乐可以治愈我们的孩子，对他们有帮助，于是我抱着试一下的态度，也不知道他能否接受。没想到他居然在很短的时间内就学会了《小星星》这首曲子，而且不会抗拒，很开心地接受了。在老师的指导下，昊昊学的曲子也越来越多了，在技巧上也有了很大的进步，而且吹得比以前认真，只要把音乐打开，他就可以自己练习了。记得有一次我要去接妹妹，他自己一个人在家练习，等我回来时他还在练，没想到他会变得如此自觉，以前都是要坐在他身旁他才练，我人一走开他就不练了，这真让我惊喜万分啊！

自从学了陶笛之后，跟他讲道理能听进去了，给他灌输一些正面的信息他也能慢慢接受、慢慢去学、慢慢去消化了。2019 年 5 月，昊昊还参加了青少年才艺比赛，并获得了银奖的好成绩。这次比赛让他的自信心增加了不少，原来他和正常的孩子一样，是那么渴望能上舞台表演和比赛的

(这是以前从来都不敢想的事情)，他从中获取了很多的快乐！每次问他你还想去表演吗？还想去比赛吗？他都说想！其实我们的孩子不是不行，而是缺少了锻炼机会，只要机会来了，孤独症的孩子也是可以做到的。

在昊昊没有进行陶笛音乐治疗之前，我觉得他是一个五音不全的孩子，因为以前他很少开口唱歌，就算唱也是断断续续、不连贯的，但自从进行陶笛音乐治疗之后，他自己可以完整地唱完一首歌，不会像以前那样断断续续的了。现在只要音乐一响起他就会跟着唱或跟着吹，所以我觉得即使孩子没有这方面的天赋也没关系，兴趣爱好是可以通过后天培养的。希望可以通过陶笛音乐慢慢打开孩子的心扉，让他变得越来越好！

建彬妈妈想说的话

记得2017年8月19日，彬彬第一次接触陶笛。那天伍俏霞老师带其学生梁子键来珠海向孤独症小朋友推广陶笛，伍老师说陶笛可以陶冶孤独症小朋友的情操，对孤独症学生的康复有很大帮助。那天伍老师让子键示范吹一首陶笛曲子时，彬彬瞬间被那优雅的陶笛音律所吸引，并全神贯注地听完了所有曲子。那次回来后他跟我说："妈妈我要学陶笛，那音乐很好听，我喜欢陶笛。"看着他如此认真的样子，于是在第二次的陶笛音乐治疗课程教学时我就带他过去，说来奇怪，伍老师教他怎样看陶笛谱，他一下就学会了。后来就一直跟着伍老师学，不久他就学会了简单的《小星星》《感恩的心》《故乡的原风景》等歌曲。

2018年4月30日，在伍老师的推荐安排下，彬彬参加了2018年深圳首届国际特普融合"颂雅·爱心杯"陶笛大赛，竟然获得了少年组铜奖。那一刻对我们来说是刻骨铭心的，因为孩子从来没有凭着自己的努力得过奖。而且从接触陶笛开始，他就开始有了积极向上的动力并一直坚持练习，性格也变得开朗了。

在伍老师的悉心指导下，现在彬彬会吹很多歌曲，伍老师也经常带领彬彬去参加大大小小的比赛和演出，彬彬的自信心也越来越强。目前彬彬已参加了陶笛考级，考过了四级。

希望彬彬能在他自己喜欢的陶笛路上一直走下去，做他自己喜欢做的事！

泽麟妈妈想说的话

得知不少星孩跟着伍老师的团队学陶笛，参加亲子学习、表演活动，不但会吹陶笛了，而且人也开朗、懂事、会交流了。于是我和孩子一起加入了学习大军。

孩子经常参加其他培训，所以一般是我跟伍老师团队学了回家教他。孩子一开始吹简单的还可以，但要加一些技巧比如连吐时，不管我怎么讲解、示范，无奈他就是不会。我焦虑、气恼，可能我的情绪影响了孩子，他不怎么配合了，这是要放弃的节奏吗？这时候，我就会想起老师们在群里说过，孤独症孩子的家长要有耐心，不放弃，说不定有一天孩子就吹得好了，就进步了。老师们在群里鞭策孩子们“怕辛苦做不了大事”、安慰妈妈们“坚持不懈的努力终会有好的回报”。每次想起老师的话，我就重新有了勇气和力量。事实上，老师们天天在群里逐个指导发了练习视频的孩子，对每个人的练习视频提出改进的意见，且对学习疑难有问必答，时时有老师的鼓励和督促，我感到很温暖。

于是我调整了心态，和孩子一起练习时，降低要求，只要音吹准些、拍子正确些就大加表扬，孩子在愉悦的氛围中也吹得越来越好了。老师们说得对，家长要有耐心，不放弃，坚持不懈的努力终会有好的回报的！

智林妈妈想说的话

我儿子智林从2018年开始参加伍老师团队的陶笛学习，一开始是抱着试试能否学会的心态。因为他喜欢听音乐，所有空闲时间都用来听音乐，我想不如试下让他吹。没想到陶笛让他产生了兴趣，以前他曾学过葫芦丝、钢琴，但没有坚持下去。第一首《小星星》不久就学会了，这令他有了信心，愿意学。

我们跟伍老师团队第一次去参加比赛，他没有上台（因为还没有学习《感恩的心》），我鼓励他要好好学，下次回母校吹给他们看，为自己争气，他点头表示好。没多久伍老师提供了拍视频的机会，我让他练手语，感谢伍老师团队接纳，他第一次在众人面前练习。看到他克服恐惧愿意配合，回家后我大大表扬了他，爸爸也称赞他。有一次在农庄义演，他态度开始变好了许多，爸爸为鼓励他特意请假去看他表演，令他自信心大增。上初中后他就不敢参加表演，觉得自己各方面都跟不上，越来越自卑。吹奏陶笛和参加亲子乐团后，他不断进步，克服人多时的恐惧心理。“博爱 100”活动他虽然没有上台，但作为现场观众看到许多朋友都在台上大胆表演，增强了信心，伍老师奖励他 20 元作为“工资”，他开心得不得了，用自己的“工资”第一次独自买雪糕，自己付款买茶叶。他加入伍老师的团队后，考试焦虑没有了，变得开朗自信，笑声大了许多，主动做家务，学校有什么事回家了都主动讲，班主任也没有批评他。看到他情绪稳定，我又可以投入自己的工作岗位了，虽然有时他配合的态度不太好，但我相信，只要坚持跟伍老师团队训练，他一定能突破自身局限，情况会越来越好。感谢伍老师团队的无私付出。

与大家分享一件开心事，学期的考试成绩出来了。这次考试他不但没有焦虑，而且每科成绩都有进步。班主任对孩子的肯定与赞美令他有了更多的学习动力。即便在暑假，他也自觉练习书法与陶笛，参加表演时也自信了许多，配合度也大大提升。他的考试焦虑症消失了，看到孩子的进步，我们夫妻也终于放下心来，非常感恩。有机会参加系统的陶笛音乐治疗，认识了有爱的子键母子，从而又认识了有爱又无私付出的伍俏霞、姜瑞玥和石坚老师，让我们的生活充实而有希望。鼓励同处患难中的朋友们勇敢走出去、多学习，特殊家庭与孩子同样也可以活得很美好，特殊孩子一样也有梦想与目标。

芷荥妈妈想说的话

芷荥跟随伍老师的团队学习陶笛，我抱着试一试能否学得会的心态带她学习，一开始她不会看歌谱，但芷荥很努力去背熟歌谱，在伍老师、姜老师和石老师的耐心指导下，学习了一个月就会吹《小星星》。接着伍老师团队带着她去参加公益演出《感恩的心》，站在舞台上表演，她非常开心，回来还和人分享表演的视频。芷荥六年级毕业典礼时，站在舞台第一次独奏《雪绒花》，大家都称赞她吹得好听。自从学习了吹陶笛，芷荥常参加公益活动，变得开朗自信，感谢老师们的无私付出。

振宇妈妈想说的话

振宇刚去学陶笛时，我是抱着试试的心态让他学的。因为振宇音符都分不清，我有些担心他学不会，上完第一节课他居然找准了指法，还学会了《小星星》，这令我很意外，也给了我信心。接着他去参加《感恩的心》公益演出，时间仓促，只有两天练习时间，之前从未接触过这类表演，但短短两天他也学会了。演出结束后他自愿去练习吹陶笛《感恩的心》，以前他面对学习类的东西都不愿意学的，这种自愿学习是进入伍老师团队的博和星乐陶笛培训中心后才有的。有了演出他也学会了耐心等待，那天等待演出的时间很长，他也能坚持下来，换了以前他早就跑了。学习陶笛后他很开心，性格变开朗了，各方面学习也积极了，跟人互动能力强了，人也变得沉稳有耐心，这是老师们义务让振宇学陶笛、参加各种演出得来的成果，感谢老师们。

学宽的陶笛日记

第一天：8 月 2 日我和妈妈从珠海九洲港坐船到香港参加亚洲陶笛节。在船上看到大海，好大好漂亮。然后靠近香港的时候我看到许多高楼大厦，香港真的好漂亮繁华。这是我和妈妈第四次来香港了！

第二天：我们到了香港乌溪沙青年新村参加陶笛节开幕典礼，我看到来自日本、韩国等国外的各界朋友，还有好多各个地区的陶笛大师，我真的好开心啊！

第三天：我们坐一号车去香港理工大学、香港教育大学观赏日本以及中国台湾的陶笛专场，欣赏了好多陶笛高手的演出，他们的表演实在太精彩了，我还和每个地区的大师合影了，他们都好亲切，我也要向他们学习。晚上还看了宗次郎的音乐演出，这次的音乐表演实在太精彩了，我希望以后还有机会参加这种活动。

第四天：今天是陶笛节闭幕典礼，早上我们在大礼堂观赏了各个地区的演出，然后一起去北角码头参加游轮活动，在游轮上吃自助餐，我吃了菌炒饭、蛋糕，喝了果汁。下午三点活动结束后，我们坐地铁去湾仔找艾姐姐了，艾姐姐带我们逛街、吃美食。我好开心！

彦行爸爸想说的话

2019 年是行行人生中具有里程碑意义的一年，因为伍老师团队，行行爱上了陶笛，通过去上课，行行学会了乘搭巴士转乘路线及使用电瓶车接驳。每当行行拿起手中的陶笛，脸上便洋溢自信。

外出比赛开阔了行行的视野，让他明白了比赛的意义，并有力争上游的决心。

二、以笛为媒，向社会传播希望

（一）加强了社会对于孤独症群体的正确认识

普通人对孤独症群体或特殊人群通常是缺乏理解和认识的，提供与特殊教育相关的知识可以改变普通人对孤独症儿童的态度。强调孤独症儿童也和其他人一样希望有朋友、希望被喜欢、想要获得成功和快乐，这些努力都可以让普通人改变原有的态度。以陶笛为载体的孤独症儿童音乐治疗，通过一系列平台如微信公众号、今日头条、传统媒体（《中山日报》、《南方日报》、中山广播电视台等）向外宣传，对向全社会普及关爱孤独症群体的理念和弘扬城市文化具有重大作用。同时，我们利用各种机会参与大型的公益演出、比赛，得到众多的家长与社会组织的积极支持与认可，得到国内陶笛大师林烨先生的赞赏与支持，得到中国陶笛委员会会长赖达富先生的肯定，进一步加强和完善了孤独症儿童社会支持系统建设。

（二）拓展爱心企业对特殊群体的关注与重视，形成强大的互助群体

以中国古老乐器陶笛为载体的孤独症音乐治疗实践研究，利用其独特有效的系统知识体系，以实现“培养一支爱心义工队伍、提高学生参与、拓展爱心企业对特殊群体的关注与重视”的目标，通过展开“基础训练”“亲子互动”“特普表演”三大模块的工作，让孤独症青少年学习陶笛，欣赏音乐，以学促演，以演促赛，让他们在学习乐器的同时，利用音乐来表达自己的内心世界，以音乐为媒搭建与外界沟通的桥梁，进而引领孩子们提升融入社会的能力。博和星乐陶笛孤独症亲子乐团是以家庭为单位的集体定制项目，定期培训，定期演出，建立起家庭、社区、学校的教育大融合。同时利用陶笛的可赏性与趣味性，使帮扶助残变得更具吸引力、艺术性与可参与性，延伸与扩大慈善参与群体，让社会的帮扶变得更加轻松、愉悦、直观、常态。特别是通过在学校、在社区、在企业的特普融合活动，受众由点向面延伸拓展，形成无数爱心人士和企业参与的良好局面，打造强有力的互动互助平台。

（三）促进社会更加关注传统音乐的价值和意义，提高传统乐器在音乐治疗中的地位

在积极建立国家文化自信的今天，中国传统乐器和音乐要想在音乐治疗领域当中发挥更大的作用，除了传承外还需要创新。前人留给我们的宝贵经验与方法要和现代的理论与技术相结合，比如在孤独症儿童音乐治疗的方法上，要进一步拓宽思路，丰富陶笛音乐治疗手段，扩大治疗的适应层面。以陶笛为载体的孤独症音乐治疗的探索，在一定程度上借助陶笛传统音乐的美感、情怀培养特殊学生真善美的人格，使其成为富有美感、心中有爱、身心和谐的人；也希望普通人改变观念，重视中国传统文化在音乐治疗中的价值和意义，进一步挖掘中国传统音乐在特殊教育领域音乐治疗中的功用，提高其在音乐治疗中的地位。事实上，已经有越来越多的人认识到了这一点，中国传统音乐和乐器正在被越来越多地应用到音乐治疗中，并取得了很好的效果。

三、以笛促研，提升教研能力

表 9－1　陶笛教研成绩表

序号	名称	时间	颁奖单位
1	科研成果《以陶笛为载体的自闭症儿童音乐治疗教育实践研究》获得广东省中小学教育创新成果三等奖	2019 年 8 月	广东省教育学会、广东省教育促进会
2	科研成果《构建以陶笛为载体的德育渗透式融合课程的实践研究》获得广东省德育科研成果二等奖	2019 年 12 月	广东省中小学德育研究会

（续上表）

序号	名称	时间	颁奖单位
3	伍俏霞、姜瑞玥等指导的节目《星乐陶笛》荣获2020年中山市少儿春晚银奖	2020年1月	中山市教育和体育局、中山市关心下一代工作委员会、中山广播电视台
4	《以陶笛为载体自闭症音乐治疗的个案研究》获得广东省特殊教育学校个别化教育研究案例一等奖	2020年2月	广东省教育研究院
5	2020年“瑕之美”特殊孩子艺术节广东省会演优秀展演奖	2020年11月	“瑕之美”特殊孩子艺术节组委会
6	伍俏霞被评为2020年“瑕之美”特殊孩子艺术节广东省会演优秀指导老师	2020年11月	“瑕之美”特殊孩子艺术节组委会
7	伍俏霞辅导的表演《幽》在第十届全省残疾人艺术会演中获铜奖	2020年12月	广东省教育厅、广东省残疾人联合会、广东省文化和旅游厅
8	论文《以陶笛为载体的自闭症儿童音乐治疗课程建设初探》获得2021年国民音乐教育大会万叶杯论文大赛二等奖	2021年7月	国民音乐教育大会组委会
9	论文《陶笛应用于自闭症儿童融合教育的实践研究》获中国教育学会优秀论文评选一等奖	2021年11月	中国教育学会

（续上表）

序号	名称	时间	颁奖单位
10	《以陶笛为载体自闭症儿童心理辅导的个案研究》获中山市中小学心理辅导案例一等奖	2021 年 12 月	中山市教育教学研究室
11	伍俏霞、吴雪梅、姜瑞玥等教师获飞翔童星广东省少儿春晚优秀陶笛指导教师	2021 年 12 月	中国人生科学学会、飞翔童星广东少儿春晚中山组委会等
12	课题“农村中小幼一体化陶笛教学模式实践研究”立项	2022 年 5 月	广州市从化区教育局
13	《以陶笛为媒介自闭症融合主题活动案例》获 2022 年融合教育优质资源一等奖	2022 年 5 月	中山市特殊教育指导中心
14	教育案例《自闭症儿童陶笛音乐康复融合》获融合教育优质资源三等奖	2023 年 5 月	广东省教育研究院
15	课题“美育视角下小学陶笛音乐课堂教学的实践研究”立项	2023 年 6 月	中山市火炬高技术开发区教育事务指导中心
16	案例《美育视野下自闭症儿童陶笛音乐课程的实践与研究——以中山市特殊教育学校为例》获广东省中小学校美育优秀案例二等奖	2023 年 7 月	广东省教育厅
17	课题“自闭症儿童陶笛音乐美育课程的实践与研究”立项	2023 年 10 月	中山市教育科研领导小组办公室

（续上表）

序号	名称	时间	颁奖单位
18	案例《以陶笛音乐课程为导向的孤独症儿童美育评价改革模式探索》入选中山市深化新时代教育评价改革典型案例	2024 年 4 月	中共中山市委教育工作领导小组办公室
19	伍俏霞、巫晓丹和姜瑞玥指导的节目在中山市残疾人艺术会演中获器乐类铜奖	2024 年 4 月	中山市残疾人联合会
20	科研成果《自闭症儿童陶笛音乐美育课程的研究与实践》获广东省中小学教育创新成果三等奖	2024 年 5 月	广东省教育学会、广东省教育促进会等
21	巫晓丹、伍俏霞、姜瑞玥老师指导的《祖国颂》获粤港澳大湾区残疾人艺术会演优秀展演奖	2024 年 5 月	广东省残疾人联合会

参考文献

1. 陆悦美，陈灵君，王萌，等．音乐治疗在自闭症干预的研究进展［J］．中国康复医学杂志，2016（12）．

2. 刘振寰．音乐疗法对自闭症儿童行为的干预研究［C］//中国中西医结合学会儿科专业委员会．第十九次全国儿科中西医结合学术会议资料汇编．北京，2015.

3. 呼潇．音乐治疗干预孤独症儿童语言发展的案例分析［J］．河南科技学院学报，2014（9）．

4. 齐巍．国内外音乐疗法对自闭症患者干预效果的元分析研究［D］．长春：吉林大学，2011.

5. 林烨，赵亮．陶笛入门教材［M］．北京：人民音乐出版社，2015.

6. 张艺，姚莎莎．十二孔陶笛初级课程［M］．北京：线装书局，2016.

7. 张勇，余园园，余瑾，等．自闭症儿童康复中的音乐治疗干预研究进展［J］．中国康复医学杂志，2020（12）．

8. 赖达富．风靡世界的贴身音乐宝贝：陶笛［J］．中国音乐教育，2009（3）．

9. 赵洪啸．陶笛的日常养护以及快速维修［J］．乐器，2012（2）．

10. 郑坚勇．笛子演奏技巧谈［J］．大众文艺，2012（7）．

后　记

从陶笛音乐康复课程开设至今，一路走来，我们与一群志同道合的特教教师、专家学者和学生家长同行，沿途充满欢笑和热情、困惑与挑战。所幸大家本着对特殊教育事业强烈的责任感和使命感，披荆斩棘，获得了“陶笛音乐治疗”探索的些许成绩和经验。十年的坚持，让小小的陶笛在特殊学生的心里生根发芽，开出了惊艳的花朵。他们以陶笛为媒，连通了他们与外面的世界，陶笛犹如他们叩响外界的敲门砖。有了陶笛，他们第一次在那么多陌生人面前展示自己；有了陶笛，他们一次次感受到被人夸奖的喜悦；有了陶笛，他们的生活不再单调乏味。好比木讷的树，遇到自由的风，陶笛音乐无须华丽的语言，它本身的治愈风格就可以沁润特殊学生柔软的内心。

在本书付梓之际，我们要真诚感谢武汉科技大学张勇教授，他在音乐治疗上的专业指导为我们拨开应用陶笛对孤独症儿童进行音乐治疗中的层层迷雾，使我们的研究有了全新的方向；感谢长沙市特殊教育学校的王磊校长，他先进的课程理念和科学的研究方法为我们提供了有针对性的建议和帮助，为我们的广东省特殊教育精品课程建设保驾护航；感谢中国民族管弦乐学会陶笛艺术委员会的林烨老师，为我们的孤独症学生提供陶笛演奏技巧方面的培训，激励他们不断突破自我。

我们也要特别感谢所有在孤独症儿童陶笛音乐治疗或康复实践过程中潜心研究、努力耕耘的教师、家长和所有的特殊孩子，正是因为有你们，才让我们一路繁花，笛韵悠扬。我们愿化作一缕微光，为更多在特殊教育沃土上耕耘的人们带来一些参考，也期盼着你们的指正和建议。

作　者

2024 年 5 月